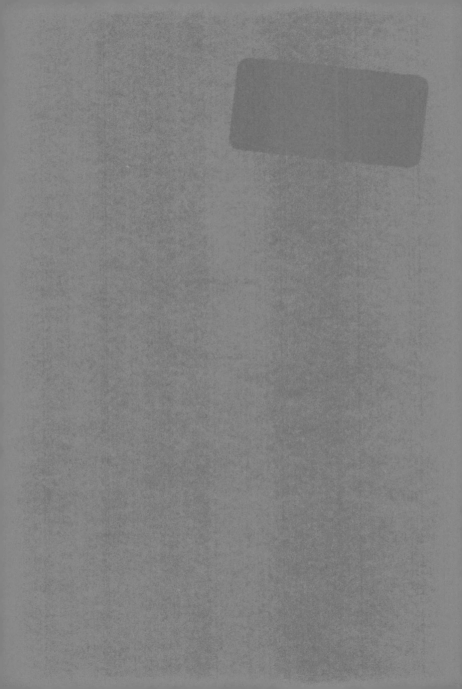

まっさらな命と真剣に向き合う
医師たちのプロジェクト
ヘンタイドクターズ

いのちのヌード

秋山佳胤
池川明
梅津貴陽
巽一郎
ドクタードルフィン 松久正
長堀優

VOICE

はじめに

あなたの魂を呼び覚ます、ヘンタイドクターズ参上！

あなたはお医者さん、いわゆるドクターという人たちに、どんなイメージを持っていますか？

「病気を治してくれる人」
「大切な家族の命を救ってくれた〝神様〟みたいな人」
「なんだか、とてもエラい人たち」
「頭のカタい人たち」

などというさまざまなイメージがあるはずです。

そんなイメージには、これまであなたがご自身でドクターとかかわってきた体験からくる個人的な感想なども大きいかもしれませんね。

実は、この私自身もドクターの一人ですが、一般的にドクターという職業に就いている人たちは、この社会に存在するあらゆる職業の中で、人々から最も尊敬されている職業のひとつではないかと思います。

それは、「人々の命を預かる」という大きな役割を背負っているからです。

考えてみれば、人間の誕生から死に至るまでの間のみならず、その最初と最後の〝瞬間〟に立ち会うことができるのは、ドクター（もちろん看護師さんやその他の医療関係者も含みますが）という職業だけではないでしょうか。

そんな、究極の「命」の現場に立ち会うさまざまな分野のドクターたちは、「人の命を預かる」ために懸命に専門知識を学んできた人たちです。

そして、それらの知識を日々の診療や、患者さんたちの健康維持・ＱＯＬ（クオリティ・オブ・ライフ）のために活かしながら、さらに世の中の人々が「命」をより輝かせられるようにと自らの「命」を懸けている人々です。

一方でドクターとは、勉強して医学部に6年間通って、そこでガチガチの授業を受けた後で国家試験を受け、医師免許証を取った途端に、「先生」と呼ばれる人たちだったりもします。

二十代の半ばになるかならないかのうちに、社会のことも、人生のことも、人間関係のこともまだほとんど知らないのに、自分の両親よりもうんと年上の年配の方から「先生！」と頭を下げられるような職業だったりもするのです。

そう、ドクターとは、そんなちょっぴり異様な世界に生きている種族なのです。

そんなドクターたちは、何かとその発言にも影響力が高かったりします。

それはやはり、「命」にかかわる仕事をしているからです。

そこで、社会的に信頼と尊敬を集めているドクターと呼ばれる人たちは、常識を超える、〝超常識人〟クラスの人たちが多く、また、自らも超常識人でありたいと心がけている人たちでもあるのです。

でも今の時代には、そんな超常識人のドクターたちから、新たに〝ヘンタイ化〟するドクターたちも続々と登場しはじめたのです。

そんな人たちこそ、「ヘンタイドクターズ」と呼ばれる人たちです（と言いますか、私たちでそう名づけたのですが）。

ヘンタイドクターズとは、「さなぎが蝶に変わるように変態化《トランスフォーム》してしまったドクターたち」のことです。

まずは、私がヘンタイドクターであると、ここで名乗りを上げたいと思います。

私は、慶應義塾大学医学部を卒業した後は整形外科医として活動し、その後は米国でカイロプラクティック医の資格も取り、超常識人の医師としての活動を行っていた時代もありました。けれども日本に帰国後、人類の封印を解き地球人を覚醒させるという使命に気づいたことがきっかけになり、そこから私のヘンタイ化が加速することになりました。

現在では、「超高次元ＤＮＡ手術（松果体ＤＮＡリニューアル）」や、人生と身体のシナリオを修正・書き換え、「お喜びさま」「ぷあぷあ」という境地で新地球人を創造することを書籍の執筆や講演会などを通して広めている最中です。

さらには、高次元シリウスのサポートで完成された超次元・超時空間松果体覚醒医学を対面診療と遠隔診療にて実践し、この世界に紹介する活動を行っています。

そんな私のヘンタイ化した活動に賛同して、同じようにヘンタイ化したドクターたちが続々と名乗りを上げてくれるようになりました。

そうなのです。うれしいことに、ヘンタイドクターズの仲間たちの輪が広がってきたのです。

これぞまさに、「お喜びさま」です。

それでは、今回の本に参加していただいたヘンタイドクターズの仲間を紹介したいと思います。

まずは、弁護士でありながら代替医療の分野でのドクターとして活躍し、不食を実践することでも知られている秋山佳胤《あきやまよしたね》先生。

産婦人科医でありながら、「胎内記憶」の専門家でもある池川明《いけがわあきら》先生。

「虫歯は治る」という常識外れの考え方を啓蒙している歯科医の梅津貴陽《うめづたかはる》先生。

整形外科医で人工膝関節手術のエキスパートでありながら、瞑想家としてもスペシャリストの巽一郎《たつみいちろう》先生。

消化器外科医で病院の院長先生というポジションでありながら、日本人が新・地球人として目覚める大切さを教えてくれる長堀優《ながほりゆたか》先生。

今回、この本に登場していただく以上の5名のヘンタイドクターズは、世間のみならず医療の世界の常識と固定観念にとらわれずに、真実を追求するドクターたちです。

また、人間の「身体」という最もよく目に見える世界のことを相手にしながらも、目に見えない世界のこともきちんと捉えられるドクターたちです。

そして、伝統的な医療にもとづいて身体と心を治すのではなく、その人に眠っている力を呼び覚ましてくれるドクターたちです。

さらには、それぞれ責任のあるポジションにもかかわらず、こと人間の「命」ということを考えたときに、現代医学の教科書から飛び出して、真実の声をきちんと上げてくれるドクターでもあるのです。

それぞれの分野で活躍する多様性のあるドクターたちが結集してそれぞれのエネルギーが調

和したときに、そこにはまったく新しいエネルギーが生まれることになりました。

そしてこのたび、私たちヘンタイドクターズは、自分たちだけでなく、世の中の人たちももっとヘンタイ化してほしいという願いを込めてこの対話集を上梓することになりました。

今回の本では、ヘンタイドクターたちが夜な夜な集まって、他所では語れない「命」について大いに本音を語り合いました。

まだまだ未知の世界が詰まっている「命」について、テーマごとに、世間が纏《まと》わせている命の衣を一枚ずつ剥《は》がすように、真実の命について語り明かしたのです。

どうか読者の皆さんは、ガチガチに固まった社会の常識・固定観念を払って、この対話集を読んでいただきたいと思っています。

そして、新地球人として覚醒し、ヘンタイ化していただきたいのです。

なにしろ、この超常識人であるはずの私たちがヘンタイ化できたのですから、皆さんもきっとヘンタイ化できるはずなのです。

この本を読み終わったときに、「なんだかエラそうな人たち」だと思われていたドクターたちが、「なんだか楽しい、身近な人たちだな」「命のこと、魂のことがなんとなくわかった!」と思っていただければ幸いです。

そして、「やっぱりこの人たちってヘンタイだな!」と思っていただければ、これ以上の褒め言葉はありません。

さあそれでは、ヘンタイドクターズと「命の対話」をはじめましょう!

ヘンタイドクターズ　リーダー
ドクタードルフィン　松久正

ドクターズとは

④ 人間の身体という目に見える物質的な世界だけでなく、目に見えない世界をも見つめられるドクターたちのこと。

⑤ 伝統的な医療のもとで身体と心を治すだけではなく、その人に眠っている力を呼び覚ましてくれるドクターたちのこと。

⑥ ときには、現代医学の教科書から飛び出して、魂からの声を勇気を持って社会に発信できるドクターたちのこと。

⑦ 地球人が本来の魂が持って生まれた目的のままに生きられるようにヘンタイ化のお手伝いをするドクターたちのこと。

ヘンドク　ヘンタイ

1. 世の中の常識や固定観念から解き放たれ、医療界からの常識や固定観念からも自由になっているドクターたちのこと。

2. 人間の「命」「身体」「健康」「病」「幸せ」「魂」について、常に真実を追求し続けるドクターたちのこと。

3. スーパードクターとしてのポジションや名声・名誉に甘えず、ヘンタイドクターとしての在り方を模索するドクターたちのこと。

もくじ

Talk 1

命
Inochi
と向き合うヘンタイドクターズ

池川明

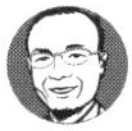
梅津貴陽

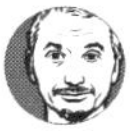
巽一郎

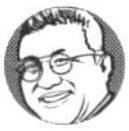
ドクタードルフィン

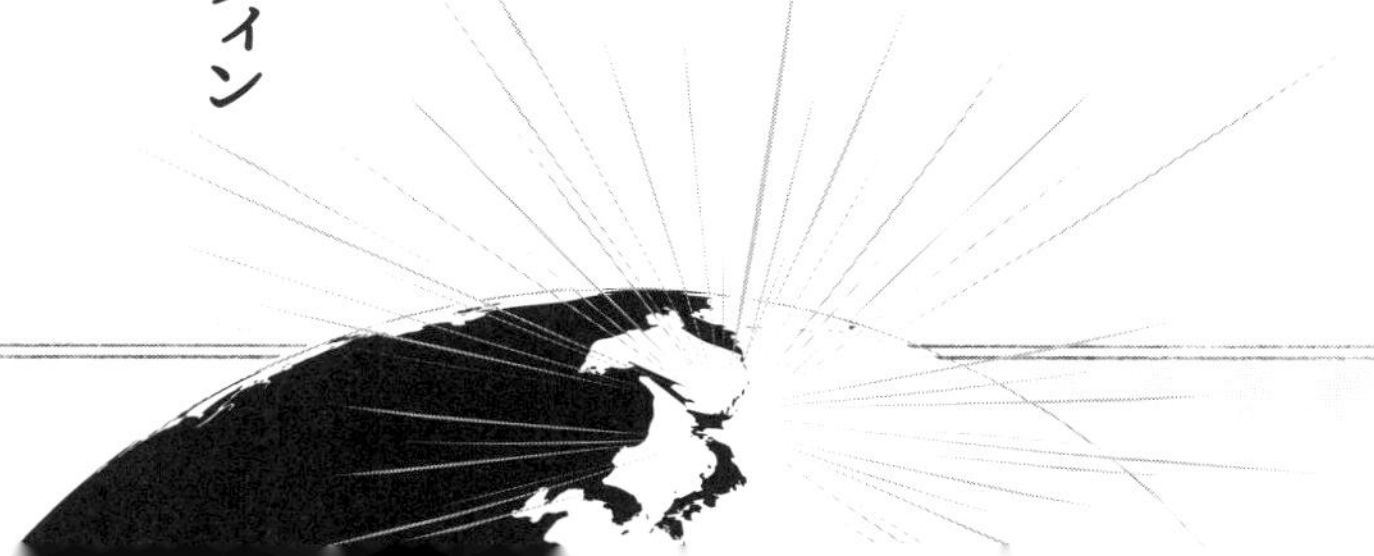

◎「出過ぎた杭《くい》」はアンタッチャブルな存在に⁉

ドクタードルフィン　私は慶應義塾大学の医学部を平成4年に卒業しました。同期の同窓会の案内などが定期的に送られてくるのですが、私は同窓会には一度も参加したことがないんですよ。というのも、私が参加したら、今、自分が行っていることを皆に説明することになるでしょう。どう考えても皆からは私がやっていることには賛同してもらえないし、説明をはじめると、なんとなく会の雰囲気が悪くなるのはもう目に見えているので、同窓会には行かないのです。慶應の医学部は現代医学至上主義だから、今、自分が生きている世界とあまりにも違いすぎて……。

池川　私もそうですよ（笑）。でも、私ももう同窓生たちとはあまりかかわっていないから逆に疎外感も感じませんね。

ドクタードルフィン 池川先生もそうなんですね。「出る杭は打たれる」という意味においては、中途半端に出ると必ず打たれますからね。たとえば、「お前のやっていることは宗教だ」とか「うさんくさい」とか言われたりして。でも私の場合は、**もうあまりにも〝ヘンタイ化〟しすぎてしまったので、周囲からはアンタッチャブルの世界に突入した**ような気がしています（笑）。もう、「あいつのことは、触らないでおこう」みたいな感じでね。そして今、誰も私に触れて来なくなった。でも、私はこういう状況にも違和感があるんですよ。だって、ここまで本を連発して言いたいことを言って、やりたいことをやっているのだから、本来なら少しは彼らから中傷などがあってもいいと思うわけ。でも、まったく何もないというのが不思議なんです。

巽《たつみ》 使っている言語が違うから、もう何も言えないんですよ。

ドクタードルフィン　そう。もう、まったく違いますからね。実はこれでも昔は、私も現代医療に対して疑問に思うことには一生懸命だった時代もあったんです。たとえば、抗がん剤が身体に及ぼす悪影響について説いたりしてね。でも、もう今では自分が進化しすぎて、「それもよかろう」の世界になってしまった。要するに、もう私は彼らがやっている現代医学の世界については否定もしないのです。でも、彼らは私がやっていることを知ったら、腰を抜かすと思う。だから、そういう意味においても、**我々ヘンタイドクターたちが考えていること、やっていることを世間の皆さんがもう少し広く理解してもらえたらうれしいな**と思うわけです。ヘンタイドクターズが世の中で認知されたら、いつか堂々と同窓会に出てやろうと思ってね（笑）。それまでは、ヘンタイドクターズの皆さんたちと一緒に新しい世界を築いていきたいなと。

池川　私だって同じですよ。私も、周囲と比べてやっていることがあまりにも違いますからね。だって、私は「流産もお産だ」なんて言ったりしますから。そうすると、業界的には「え？　何それ!?」って言われたりするんです。でも、だからといって、特にアウトサイダー感は感じていないですけれどね。

ドクタードルフィン　池川先生は一応、業界の人たちともお付き合いがあるでしょう。私は、もうアンタッチャブルな存在になってしまったから（笑）。

◎ヘンタイドクターの提唱もデータで証明される時代が到来

池川　でも実は、**最近は私が提唱していることも、少しずつデータで証明されてきた**んです。たとえば、私は妊婦さんが妊娠中に幸せなら安産になるし、生まれた後もぐずったりしないいい子になると常々申してきましたが、このことを証明できるデータはこれまでなかったのです。ところが最近になって、妊娠中のストレスが出産に影響するデータが出てきました。たとえば、お産が上手いと評判のある先生のデータでは、妊婦さんが妊娠中にストレスを感じることなく幸せに過ごせた場合だと、帝王切開の率が1％を切っているのです。実は、これは驚異的な数字でしてね。帝王切開率が10％だと〝いいお産〟をさせる先生と呼ばれるのです。2013年では全国の帝王切開率は18.5％で、都道府県別の帝王切開率[*]は14.0％から25.6％まで幅があります。

＊資料：「予定帝王切開率の地域差の背景に周産期医療体制」（東京大学）
(http://www.m.u-tokyo.ac.jp/news/admin/release_20171120.pdf)

巽　母親がハッピーになるだけで、帝王切開率が1％を切るのはすごいね。

池川　でしょ、すごくないですか？　**数字がきちんと物語っているんですよ。妊婦さんに**

巽 **不安を与えると異常な率が増えがちだし、ハッピーなら異常は起きにくい。**もちろん、異常が増えると、医療機関の方はビジネスになるのでいいかもしれませんが。でも、これはお産だけに言えることではなくて、人は幸せなら自殺だってしないだろうし、家庭内での虐待だって減るんです。**母親の幸せ度と帝王切開の率なんて現代医学では証明できない**ですからね。

池川 そうなのです。そういう巽先生は、業界ではメインストリームにいらっしゃるでしょう?

巽 いや、僕もアウトサイダーです(笑)。そして、それが自分のトラウマなんです。でも、自分のやっていることは正しいと信じているから自分の中では納得できているんですよ。人工膝《ひざ》関節を入れる時に、膝の前面の筋肉を大きく切って、骨の方向がよく見えるようにして、間違いなく入れなさいっていうのがまだ今のやり方です。

ドクタードルフィン　まだ、それが主流ですか？

巽　まだ主流です。そうすると術後の腫れがひどくて曲がらない膝になってしまいます。筋肉は切ったら縫えばいいじゃないか、といわれますからね。でも縫ったらそこは繊維化といって硬くなって治癒し、神経や毛細血管は通れなくなるんです。10年くらい前は、皮膚切開をできるだけ小さくして、身体にかかる負担を少しでも軽くしようという手術の「ＭＩＳ（Minimally Invasive Surgery：最小侵襲《しんしゅう》手術）」が流行っていました。でも、今はほとんど膝ではやっていないですね。私は２０００年からＭＩＳをはじめ、ここ10年は切らない（手術をしない）独特の保存療法をはじめました。**今でもそれが正しいと信じているから、いつか皆がこのことを理解してくれるといいな**と思っています。だから、ドルフィン先生と同じ思いですよ。

梅津 私の方も同じですよ。今の歯科の治療の主流はインプラントですが、私は一切やりませんから。インプラントは完全否定していますからね。

ドクタードルフィン 何よりもまず、**梅津先生は、「虫歯が治る」と宣言している時点ですでにおかしい**から（笑）。

梅津 はい（笑）。ほとんどの人は、「虫歯は治らない」と信じています。でも、「虫歯は治らない」とか「虫歯になったら終わり」となると、虫歯はがんより怖い病気ということになりますよね。だって、がんは治ったりすることもあるわけですから。そして、誰もががんになったら病院へ行きますが、虫歯の場合は病院へ行かない人もいる。要するに、「治らない」はずの虫歯を軽んじているわけですよね。それっておかしいと思いませんか？

池川　そうですよね。虫歯を放っておく人は多いかも。

梅津　別に虫歯を重んじてほしいわけでもないのですが（笑）。そこに、**「がんは重い」「虫歯は軽い」というジャッジが入ることが問題だと思うのです。本来なら同じ肉体**なのですから。あと、基本的に歯科医は、技術を売りにしますが、私の場合は自分で自分の腕がいいとは一度も言ったことはありませんね。私は「なぜあなたは虫歯になったのか？」を患者さんに考えてもらい、自己変容を起こすお手伝いをすることが、私の歯科医師としての使命だと思っています。

池川　なるほど。ドクターの〝ヘンタイ度〟に関しては、開業医と勤務医という立場でも違うでしょうね。開業医なら、もう周囲を気にしなくてもよくなるんですよ。でも、勤務医だと、周囲にいろいろな先生もいるし、上からもいろいろ言われたりするから、〝ヘンタイマインド〟があっても、思い切りはじけられないかもしれない。でも、患者さんの側からすると、ヘンタイであろうがなかろうが〝ドクター〟になってしまいますからね。

ドクタードルフィン 特に、うちにくる患者さんは、一般の病院に行ってもダメだったから来たという、もがき具合が大のレベルの人たちが多くいらっしゃいます。実際には、**病院に行ったことでさらに悪い状態になってしまった人なんかもいる。**

池川 患者さんたちも病院の信者になってしまっていますからね。何しろ、不安や恐怖心が患者さんたちを病院に帰依《きえ》させるわけですからね。

巽 **医者自身もまた、不安や恐怖を与えてしまうような教育をされてきました**からね。

池川　他にも、**患者さんに共感してはいけないとか、患者さんの前で同情して涙を流してはいけないとかね。そんな、非人間的なことも教わる**わけだから。

◎医療界にもパラレル・ワールドが存在する!?

ドクタードルフィン　だいたい、私にまわってくる大学のメーリングリストの医師たちは薬の話しかしませんよ。**鬱病**やADHD（注意欠陥・多動性障害）にはどんな薬が効くか、なんていうトピックで、皆さん相談し合ったりしているわけだから。そういう様子を見ていると、「地球次元な世界をやっているな」と思ってしまうわけです。だいたい、薬がその人のエネルギーを変えるのではないのですよ。**薬はその人の振動数を変えるだけだから、逆にすごく危険だと思う**んです。でも、プライドの高い人たちは現代医学至上主義だから……。

池川　業界にとって一番いい医者は、製薬会社がつくった新しい薬を良い薬だと患者さんに勧める人たちですからね。

巽　でも、精神にかかわるものを薬で治すということはおかしいというのは、一般人でもわかる人はわかりますよ。もちろん、ガチっていないヘンタイな医者もわかるでしょうけれど。それでも、薬を売らなくてはならない薬屋さんがいるからね。

池川　彼らもそれが生業《なりわい》だし、生活しなきゃいけないから。

ドクタードルフィン　**人は幸せになるためのシナリオしか持って生まれてきていません。**それなのに、抗うつ剤や不眠剤を飲んだら、薬の振動数でエネルギーのグリッドやマトリックスが壊れてしまい、人生のシナリオも変わってしまう。もちろん、シナリオはまた書き直せばいいのかもしれないけれども、そうするには、さらにエネルギーを消耗してしまうし、ココロもカラダも疲弊してしまいます。

巽

本来なら、人間のDNAには愛しかプログラミングされていないはずなんですよ。でも、それをピラミッドの頂点にいる人たちがコントロールして、そのことに気がつかないようにしたのが今の世の中です。でも今、ドクタードルフィンのような人が出現して、その在り方を戻していっている最中なんでしょうね。

ドクタードルフィン

でも、私は高次元チャイルドに「もうすぐ身体が消える」と言われているから、この世界にいつまでいられるかはわからないです（笑）。今の私は、もう最高潮にエネルギーが開いていて、消える一歩手前らしいから。それにしても、ここまで好きなことを言っているのに、何も言ってこなくなったこの社会は何？　みたいな……。

巽 それぞれが違うパラレル・ワールドに分かれていってしまったんでしょう。

池川 **医療業界にもパラレル・ワールドがあるんですね（笑）。**

巽 その中にもまた、いっぱい層があるという（笑）。

池川 でも、こんなふうにヘンタイマインドを持ったドクターたちが集まったっていうのが面白いね。

巽 **ドクターって、たぶん探求者なんですよ。「本当のことは何なんだ！」「魂って何なんだ！」って探求する人たち**なんだと思う。だから、その中でヘンタイに行き着くドクターもいるということです。

池川 それぞれの世界の中で、皆さん突き詰めているんでしょうね。たとえば、薬が専門の人は、薬という世界の中で、それぞれが自分自身を突き詰めてはいるんでしょうけれど。

巽 結局、その人がどんな場所にいようとも、真実の探求を続けていれば結果的に同じ場所に行き着くんです。専門がお産であれ、骨であれ、歯であれね。

梅津 **真実はひとつなんだけれど、その真実に気づかせないような社会の構造がある限り、我々はこのような形で集結して、多くの人々に伝えるという役目をいただいた**のかもしれませんね。

ドクタードルフィン　ちなみに、イザナギとイザナミの仲を取り持ったククリ姫ではないですが、今の時代は、「くくる」というタイミングが来ているような気がします。つまり、**融合するためにも、いったん離しておいて融合させることが必要だった**ということです。でも、いざ融合するときには、真実を知った人たちはショックを受けてしまう。だから、そういう意味においても、**これまでの古い価値観が崩れたときに、新たな方向性を構築するための力が必要になってくる**でしょうね。

池川　そうですね。でも、その**古いシステムや構造、価値観などを否定するというのとも違う**という感じかな。

ドクタードルフィン　そう。でも結局皆、〝魂の安全地帯〟にいたいんですよ。自分のいる世界は心地よいから変えたくないという。

池川　ちなみに、全ドクターのうち、ヘンタイドクターの割合ってどれくらいいるんでしょうね？

巽　**安全地帯にいたいドクターはたくさんいる**と思います。

池川　自分を変えたら生きていけなくなるからね。でも、「変えたい！」とか「おかしいな！」と思う人はいっぱいいると思いますよ。

ドクタードルフィン　そう。でも、飲み会の場でしかそれを出せない人もいるのは問題だと思う（笑）。

池川　おっしゃるとおり（笑）。**中にはヘンタイ化するまでに、周囲に潰されてしまう人もいる**でしょうしね。

◎黒い巨頭に潰されかけた!?

ドクタードルフィン　はい。私は過去に、「白い巨頭」に潰されそうになったことがあります。医学部を出て国家試験に受かった後は慶應の医局に残る予定だったのですが、母親が病気になるなどいろいろあって、地元の三重大学の医局に入ることになりました。ところが、現地ではいくら周囲になじもうとしても妙に皆が冷たくて居心地が悪い。国立って、こんな雰囲気なのかなとしばらく我慢していたんだけれども、正直に告白すると、ストレスが重なって入院までしてしまいました。そこで、「慶應に戻ります」と周囲に宣言してしまったんです。実は、もしダメだったらまた三重大に戻れるから黙っておけばよかったんだけれども、周囲に言ってしまったからもう取り返しがつかない。当時は、私もまだ若くてピュアだったんです（笑）。

それで、朝から新幹線に飛び乗ってアポなしで信濃町の慶應の大学病院に行き、お世話になった教授に直談判することにしました。教授は病院長になっていたのでアポイントなしで会えるかどうかもわからなかったんだけれども、とにかくこちらはもう必死。私が、「慶應でやりたいのでこちらに戻りたいです！」と土下座までして頼み込むと、教授からは「いったい何事だ！」と数時間にわたって怒鳴られ続けました。

池川　本当に土下座したのですか？

ドクタードルフィン　そう、本当に。病院長になっていた教授は、怒鳴りながらも、その日入っていたアポをすべてキャンセルしてまで話を聞いてくれました。最終的には「俺が三重大に話をするから」ということになり、結局、三重大に戻ることになりました。実は、数年後にわかったのですが、本当は母親の病気で三重に戻ったのに、私が三重大の医局の中でトップに上がることを狙っているという噂が立っていたそうです。だから、教授から私のことを潰せという命令が周囲に出ていたらしいんですね。

池川 それは、すごいですね。〝黒い巨頭〟だね。

ドクタードルフィン 結果的に三重大に戻ることになり、その後は新しい教授には可愛がってもらうことになりました。けれども、次第に人間の持つ生命力について学びたいという気持ちが強くなってきたのです。そこで、アメリカに留学してカイロプラクティックを学びたいと相談したら、「何を馬鹿なことを言っているんだ！　そんなことをやってもムダだ！　もし、行くなら勘当だ！」と飲み会の席で、またまた延々と教授に叱られました。

それでも、「アメリカに行きます！」と日本を飛び出しました。でも10年後に、当時「勘当だ！」と言って怒った教授が、私がドクター・オブ・カイロプラクティックという米国の国家資格を取って帰ってきた際に、三重県で凱旋《がいせん》講演会をセットアップしてくれたんです。

巽 そんな**波乱万丈な出来事も、きっと自分が成長するために必要だった**ということなんだろうね。

池川 すべては神様の親心だったんですよ。

巽 だいたいこの人は、こんなことで潰れるような人じゃないもんね（笑）。

池川 きっと、それくらい高いハードルじゃないとダメだったんでしょうね。ハードルが低いと、今ここに導かれていなかったんだと思いますよ。

ドクタードルフィン 私自身も実は大いにもがいて、今この場所にたどり着いたというわけですね（笑）。

FROM HENTAI DOCTORS

命のトリセツ ❶

〝幸せでいること〟が
実現できるなら、健康になれるし、
身体の不調や異常も起きにくい。
ヘンタイドクターズの提唱も
証明される時代になってきた。

Talk 2

命
Inochi

のカタチと輝きと

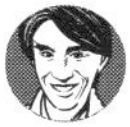
秋山佳胤
×

池川明
×
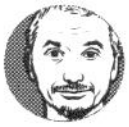
巽一郎
×
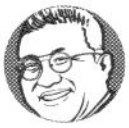
ドクタードルフィン

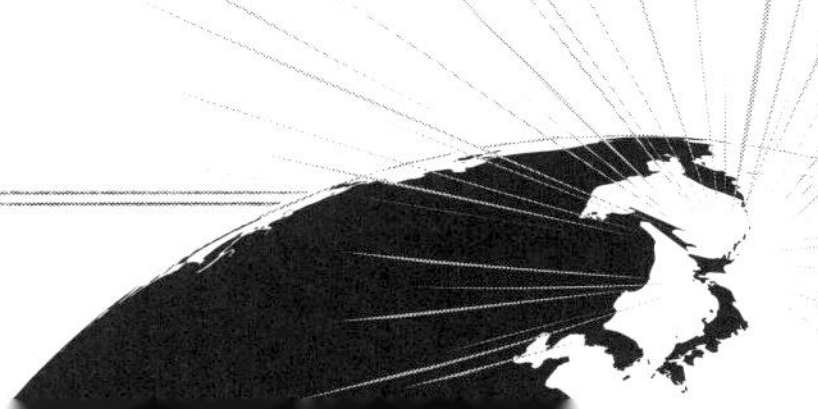

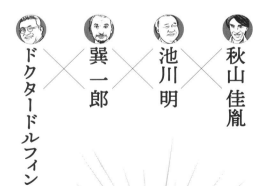

◎命の波動が神聖幾何学になる

ドクタードルフィン　最近、秋山先生は神聖幾何学のワークに熱心に取り組んでいらっしゃいますね。

秋山　そうなんです。今では、ホメオパシーよりも綿棒で立体の神聖幾何学を作るワークの方に活動のフォーカスを置いていますね。**神聖幾何学は、一人ひとりが皆、自分の内側に持っているもので、それぞれが響き合っているんです。いってみれば、命の生命波動は神聖幾何学の形から成っている**、ということでもあるのです。だから、**人間って正真正銘、波動的な存在**なんですね。

綿棒で作る立体の神聖幾何学にも、いろいろな効果があることがわかってきました。

たとえば、不登校の子どもがいる方が綿棒で神聖幾何学を作って自宅に置いていたら、その不登校の子が学校へ行くようになったんですよ。あと、「ベクトル平衡体、通称シード・オブ・ライフ（生命の種の形。正三角形8枚と正方形6枚で対称的に構成された形）に「マカバ（正三角形で構成された正四面体が上下に重なった立体）」の形を組み込むと陰陽の形が統合されるのですが、綿棒で作ったその立体の神聖幾何学を悪性リンパ腫の方にお渡ししたのです。その方は肺には胸水、お腹には腹水が溜まって全身が腫れ上がっているような状況だったのですが、その方が**毎日寝ながらその神聖幾何学を側に置いて見ていたら、腫瘍マーカーの数値が下がって、なんと元気になった**んですよ。

ドクタードルフィン　ヘンタイドクターズにとって奇跡は常識だ！

池川　常識が奇跡なんですね（笑）。

秋山　**シードとマカバは同じ周波数なんだけれども、シードが吸い込むエネルギーで、マカバが吐き出すエネルギー**なんです。綿棒も同じ数でできるんですよ。でも、綿棒で作ればわかるのですが、マカバスターには中心がないのですが、シードの方には

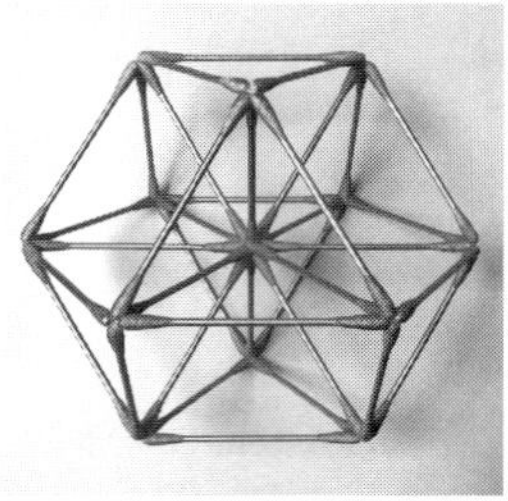

1. ベクトル平衡体（シード・オブ・ライフ）

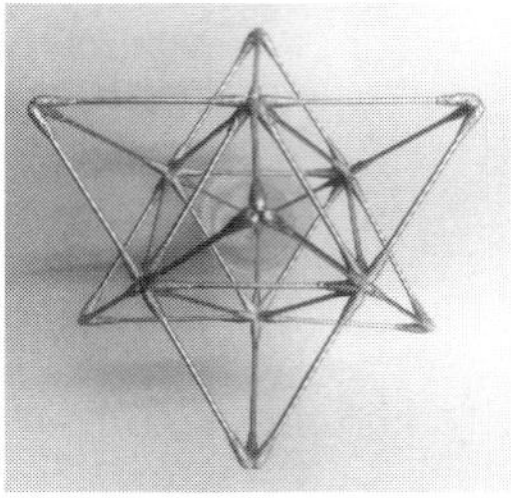

2. マカバ

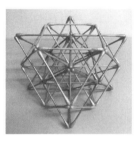

3. シードとマカバの組子

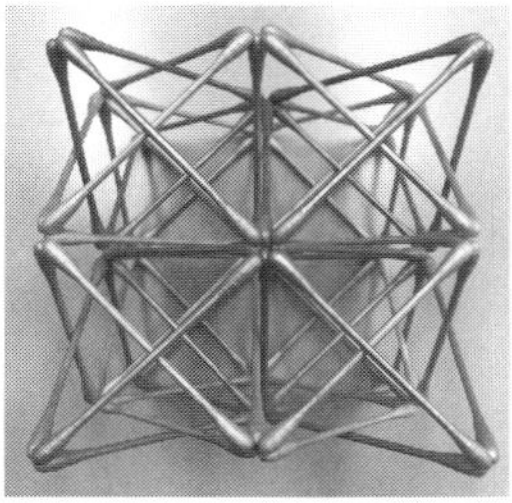

4. シードとマカバの組子の別角度。シードとマカバでまったく同じ平面図形が現れることがわかる

中心があるのです。要するに、マカバが男性でシードが女性ですね。シードの方がどっしりと安定しています。

巽 当たり前でしょう。女性の方がどっしりとしていますよね。

ドクタードルフィン 男は本当に安定していないからね。

◎自分の意識を開く綿棒ワーク

秋山 でも、**マカバとシードで陰陽が統合されて、パワーが増幅されるの**です。とにかく、綿棒ワークの何がいいかと言うと、**自分で作品を作るので、作りながら自分の意識**

を開くことができるのが特徴です。たとえば、ホメオパシーの場合は、ホメオパシーを施す方と受ける方、いわゆる相談する側とされる側という二者の関係性ができてしまうので、両者が対等の立場になりにくいのです。でも、**自分で作ると自分で生命波動を整えることができるから、その効果もより実感できたりする**んですよ。だから、これまで行ってきたホメオパシーは今後1年先まで予約が入っているけれど、今後の受付は終了しました。今は、健康相談よりも綿棒ワークの方が本質的な癒しが起きるのではと思いはじめたところです。でも、**神聖幾何学って、実はそんなに特別なものでもなくて、あらゆるすべての空間に存在している**ものなんですよね。

巽　顕微鏡で見たらいっぱいありますよね。

秋山　そうそう。たとえば、「ソマチット（地球最古の極小生命体）」とか微小なものは生命の種であるシード・オブ・ライフの形を取っているんですよね。

ドクタードルフィン シード・オブ・ライフとフラワー・オブ・ライフはどう違うのですか？

秋山 シード・オブ・ライフは綿棒を36本使えば作ることができる形です。綿棒1本を一辺として二重構造になっているのが「ツリー・オブ・ライフ（生命の樹）」で、三重構造になると「フラワー・オブ・ライフ（生命の花）」になります。**フラワー・オブ・ライフの形になると、その中にはマカバの形などすべての形が入っていることになります。さらに、四重構造、五重構造といくらでも広げることができる**んですよ。ちなみに、四重構造になったら「フルーツ・オブ・ライフ（生命の実）」と変化していきます。従来からある平面図形による表現もありますが、真実は平面図形ではなく、立体図形に表れていて、これまでは表に出ずに隠されていたわけです。

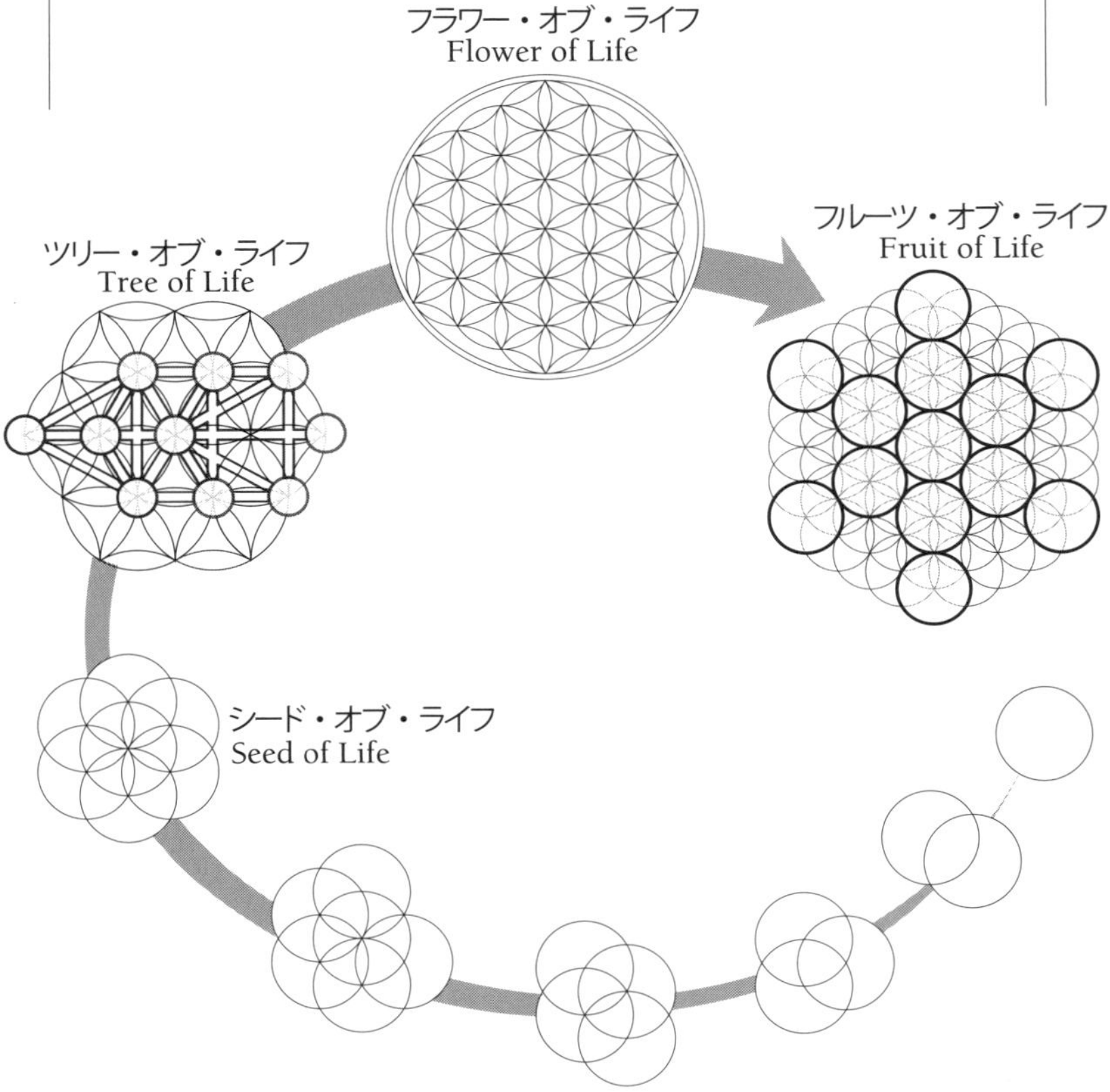

平面図形による形の変化

シード・オブ・ライフ→ツリー・オブ・ライフ→フラワー・オブ・ライフ→フルーツ・オブ・ライフへと変化していく。

◎広がる神聖幾何学の可能性

秋山 本来、神聖幾何学は立体のものなので、平面に投射すると情報量がかなり減るのです。三角形の平面を立体にすると、正四面体になりますよね。正四面体は頂点が3から4に増えるだけなんだけれども、綿棒で作ると6本必要になる。つまり、倍の本数の綿棒が必要になります。それだけ立体と平面は違うのです。ワークをやっていれば自然とわかるようになるのですが。

巽 今日は、後で綿棒を買って帰ろう！

秋山 ボンドは速乾性を買ってくださいね。綿棒が固まりきる前ならまだ微調整もできます。たとえば、シードなら中心の接点が12点あります。この12点がきちんとつかないときちんとバランスが取れません。この糊のタイミングがすごく大事なんですよ。作るときは重力をいかに克服するか、という問題にも直面するんです。**私たちがいかに地上で重力と時間に縛られているか、というのが綿棒ワークをやっているとよくわかる**んです。

池川 まるで箱庭療法のようですね。

秋山 **綿棒ワークは究極の箱庭療法**ですよ。しかも、命のカタチがどんどん元気になっていくという。そして、そこまで技術も必要とせずにできるのだから。

池川 **命そのものを目に見える形で作る**からですね。

秋山 面白いことに、すべての空間に存在する**神聖幾何学って、誰のものでもない**のです。だから、この神聖幾何学でお金儲けをしようとすると、全部自分に跳ね返ってくるんですよ。最近は、皆さんにこの神聖幾何学の世界を伝えるという自分の役割も明確になってきました。あと、綿棒ワークで作った形霊《かただま》を日本や世界の必要とされる要所要所に納めるということも自分のミッションであることがわかってきたんです。

池川　新たな展開ですね。

秋山　はい。立体のフラワー・オブ・ライフになると吊るすだけでくるくると回るんですよ。神聖幾何学の形がトーラスのエネルギー構造を生み出し、風を吸い込み回るのです。綿棒ではなく、**金属で作ると電位差が生じて強力なモーターにもなる**んです。そこから**フリーエネルギーだって生み出せる**んです。今、神聖幾何学で作るフリーエネルギーのコミュニティ活動もはじまっています。

ドクター ドルフィン　ヘンタイドクターズの神聖幾何学担当のアッキー先生の活動から目が離せませんね。

FROM HENTAI DOCTORS

命のトリセツ 2

立体の神聖幾何学は、
「命を目に見えるカタチ」にしたもの。
誰もが自分の内側に持っている
「命の生命波動＝神聖幾何学」を
輝かせて！

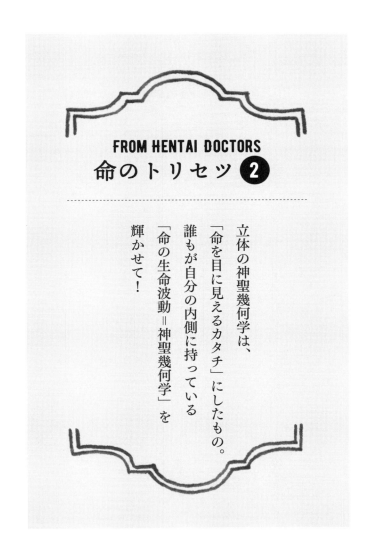

HENTAI DOCTORS FILE 1

秋山 佳胤《よしたね》

[Yoshitane Akiyama]

東京工業大学理学部情報科学科卒、弁護士・医学博士（代替医療）。ロータス法律特許事務所主宰、アマゾン熱帯雨林保護のNGOグリーンハート理事、平和使節団としてパレスチナ、イスラエル訪問。コーヒー豆焙煎約30年「ロータスコーヒー」、（社）シンギング・リン協会理事、ライアー、石笛奏者。

ヘンタイドクターズに一問一答

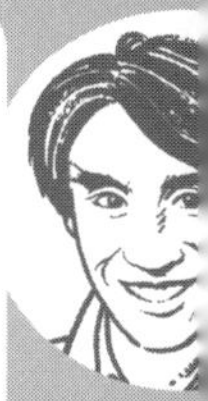

ドクターになった理由は？

病で苦しむ方々に、己の中には最高の医者、最高の薬（自然治癒力）がすでに備わっていることを思い出していただき、健康を回復し、魂が喜ぶことを思い切ってしていただき、地上のみんなで幸せを分かち合いたいから。

自分の“ヘンタイ度”はどんなところ？

人の目を気にせず、やりたいことを集中してやるところ。損得の基準ではなく、興味があるかどうか、楽しいかどうかといった基準で動くところ。周りからは変わり者と見えているでしょうが、それを気にせず、自分の感覚や直観で動いてしまうところ。

目に見えない世界を信じる？そのきっかけになったのは？

小さい頃から、世の中の仕組み、宇宙の仕組みを知りたいという感覚はありましたが、長いこと目に見えないスピリチュアルなことは閉ざされていました。２００５年にホメオパシーの学校に入学し、スピリチュアルな仲間に出逢い、地球のレイラインが何重にも立体

先生にとって「命」とは？

交差するイギリスの聖地グラストンベリーを訪れた時に不思議体験をし、そこから目に見えない世界が実は厳然として存在することを知らされました。

その後、シンクロが連続して起こるようになり、２００６年３月プラーナで肉体を維持されているジャスムヒーンさんにお会いし、ゆっくり２年間かけて食事の質と量を減らし、２００８年３月に水も不要な体になっていることを確認しました。プラーナは目に見えないエネルギーですが、プラーナで命を維持するようになり、目に見えなくても、力強いエネルギーがあることを体感し、確信しました。

命とは愛の響きであり、愛の波動です。私たちは命の波動でつながり、共振共鳴し、響き合っています。これは信念ではなく科学であり、宇宙法則の表れと確信しています。

人生のミッションは何？

私たち一人ひとりが自由意思を与えられ、自らの在り方を自分自身で決めていける存在であり、それとともに、選択する意識、言葉、行動（身・口・意）によって、周りの環境や世界、宇宙でさえ、素敵に創造できる素晴らしい聖なる存在であることを思い出し、この地上にリアルに楽園を共同創造し、次の世代の子どもたちに引き継いでいくことです。

ヘンタイドクターズの一員としてのミッションは何？

過去にどんな過ちや失敗を犯したものであっても、神からはゆるされていること、闇の底からでも、光を目指して進むことは何人にも常にゆるされていること、およびその素晴らしさを身を以て示すこと。なぜなら、私自身、闇の底からスタートし、魂の歩みのほとんどを闇の中で過ごしたにもかかわらず、存在をゆるされ、命をいただき、今も生かされているからです。

現代医療の在り方やその制度について一言

救急医療、緊急医療については、命を救う素晴らしい成果をあげていると思います。他方、慢性病や体質的な病気については、一時対処はできても、根本治療は難しく、患者本人に備わっている自然治癒力を後押しする自然療法と役割分担をすることが全体のためになると感じています。

今、一番興味があることは?

綿棒を用いた神聖幾何学立体図形の創作(形霊《かただま》)。シンギング・リン、ライアー、インディアンフルート、葦笛、石笛、ディジュリドゥ他楽器の演奏(音霊《おとだま》)。アワ歌君が代奏上(言霊《ことだま》)。神の数学(数霊《かずたま》)。

ヘンタイドクターズから秋山先生について一言

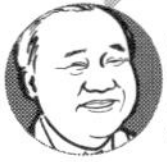

池川先生から一言

もう、どこか遠くに行っちゃっている人。
常識を逸脱している。
だって食べないんですよ。
好きだなあ。

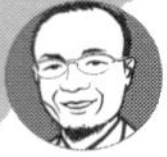

梅津先生から一言

宇宙人。
本当に飲まず食わずで
生活されていた鉄人。
ホワイトサイドはもちろんのこと、
それだけではないサイドも併せ持ち、
人類だけでなく宇宙をも達観し、
楽しみ尽くすことを実践する
宇宙規模の覚者。

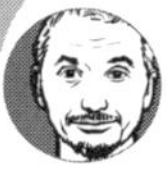

巽先生から一言

「食べない」ことを
きちんと実践できる
稀有《けう》な人。

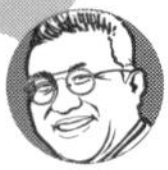

ドルフィン先生から一言

高次元シリウスBからの親友。
「食べる必要がない」ということを
人類に伝える役割がある。
自分とは魂的に
切っても切れない仲。

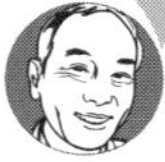

長堀先生から一言

プラーナを広く拡散した功績は
あまりにも偉大。
お会いするたびに、
お体の透明度が増しているよう。

音霊《おとだま》、言霊《ことだま》、数霊《かずたま》、形霊《かただま》について

……●原因たる波動の世界と結果たる物質の世界

私たちは、目で見て何かを認識する癖がついているので、目で捉えることのできる物質に意識を奪われがちです。しかし、目で見える物質は結果であり、川にたとえれば下流の水に相当し、その在り方を決めている原因・源は実は上流であり、水源であり、それは物質ではなく波動なのです。

このことは、私たち自身についても言えることです。私たちの物質たる肉体に本質があるのではなく、それはいわば結果であり、その原因・源は意識であり、波動なのです。その意味で「意識波動」と言ってもいいでしょう。

私たちの持つ「意識の在り方」が原因であり、その在り方によって、周りの結果の世界が創られていくので、私たちが本来注意すべきことは、この原因たる「意識の在り方」「意識の持ち方」なのです。

仏教の用語で「身・口・意」という言葉がありますが、身は身体で「行動」を表します。また、口は言葉を発する部位なので「言葉」を表します。意は「意識」です。私たちは、日々、瞬間瞬間、どのような意識を持ち、どのような言葉を発し、どのように行動するのか、という選択を迫られているのです。

まず、意識があり、愛の意識から、「愛している」という愛の表現が生まれます。また、愛の意識から、人助けの行動をする、という愛の行動が生まれます。感謝の意識から「ありがとう」という感謝の表現の言葉が生まれ、感謝の意識から恩返しという行動が生まれます。

波動は波であり物質ではないので、目に見えない世界のものです。目で見えているのは、結果たる「物質」の世界です。

けれども、原因の選択によって因果の流れが決定され、結果が決まってくるので、結果たる物質にとらわれていては、因果の流れに支配されて自由を得ることはできません。

原因たる意識の在り方を自ら選択・決定し、原因を創造・設定することができて初めて、結果をも支配することができるようになります。

自らが選び創り出す「波動」の在り方が、現象たる結果の世界を決めていくのです。

……●波動はエネルギーであり周波数のパターン

波動はエネルギーであり、周波数のパターンであることから、目で見ることはできず、その周波数のパターンを認識しようと思うと、「感性」で感じる世界になります。

感性で感じるというと、曖昧に聞こえるかもしれませんが、目に見えないだけで厳密な科学の世界です。いわゆる量子物理学は、物質の観察だけでなく、波動の観察も取り込んだ学問的世界でした。

今、私たちの地球は、物質重視から波動重視の世界に移行している真っ最中です。目で見えるものを信じる世界に慣れ親しんできた私たちには、その癖を少し直すことが必要です。簡単に言えば、目で見て白黒つける、裁く、判断する世界から、「感性」で感じ取る世界に移行するのです。

波動の具体的形──音霊《おとだま》、言霊《ことだま》、数霊《かずたま》、形霊《かただま》

その際、取り組みやすい具体的なものとして、「音霊《おとだま》」「言霊《ことだま》」「数霊《かずたま》」「形霊《かただま》」があります。波動は直接目に見えないため、そのパターンの具体的表れとしての音、言葉、数、形として親しんでいくとイメージしやすいでしょう。

私たちは音を「耳」で聴くと思いこんでいますが、実は耳だけで聴いているのではなく、振動を全身で感じているのです。音として実感できるので、「感性」を磨く良いツールになります。自分にとって心地良い音楽、気持ち良い音楽、元気になる音楽を探し、それらに親しむことが「感性」を磨くことにつながります。調和した音を生み出す優れた楽器「シンギング・リン」は、調和した音である倍音を力強く生み出すもので、とて

もパワフルです。私も日々の生活に取り入れて役立てています。

また言葉は、文字に書けば目に見えますが、口語になると音であり波動になります。その言葉を大切にし、自分にとって心地良い言葉、気持ち良い言葉、元気になる言葉を選択して使うことで自らの「感性」を磨くことができます。具体的におすすめしている音霊は、「ありがとう」と「愛している」です。

これらを繰り返し唱えているだけで、驚くべき調和の結果が生まれてきます。これらの言葉は調和のエネルギー場を創造し、そのエネルギー場によって生み出される現象は、調和的な結果になります。

数は数字となれば明確な感じがしますが、いくつというのは、本来、概念で、物質の世界ではなく、周波「数」と言われるようにエネルギーの世界です。それぞれの「数」は固有のエネルギーパターンを持っていて、それが頂点の数や辺の数として表れたり、角度として表れたりすることで、幾何学が生まれます。正三角形、正方形、正四面体、立方体などというように、平面図形や立体図形も形の中に「数」を持っているのです。調和した数の並びは、調和した周波数を生み出し、それが原因となって調和した世界をフラワー・オブ・ライフ（綿棒 660 本使用、中央のシード・オブ・ライフから、マカバ→ツリー・オブ・ライフ、フラワー・オブ・ライフと拡張していく）

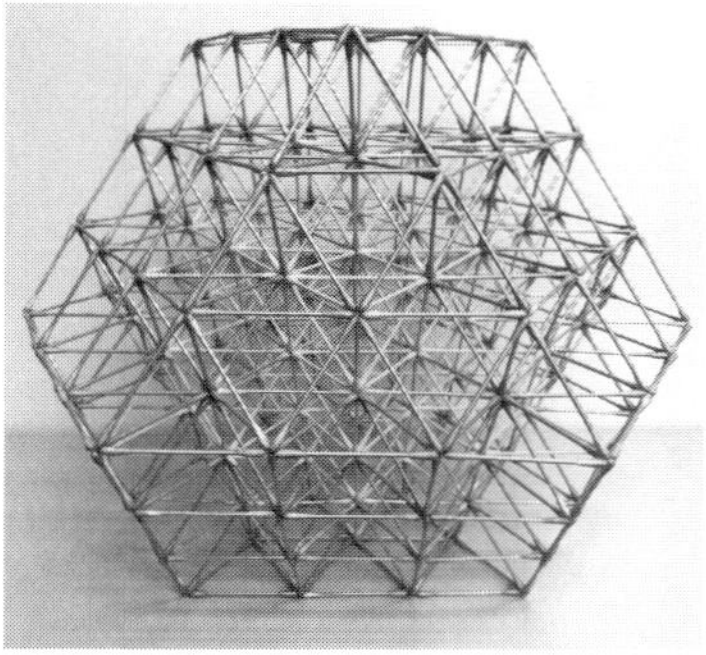

手鞠《てまり》フラワー・オブ・ライフ
（綿棒約 2600 本使用）

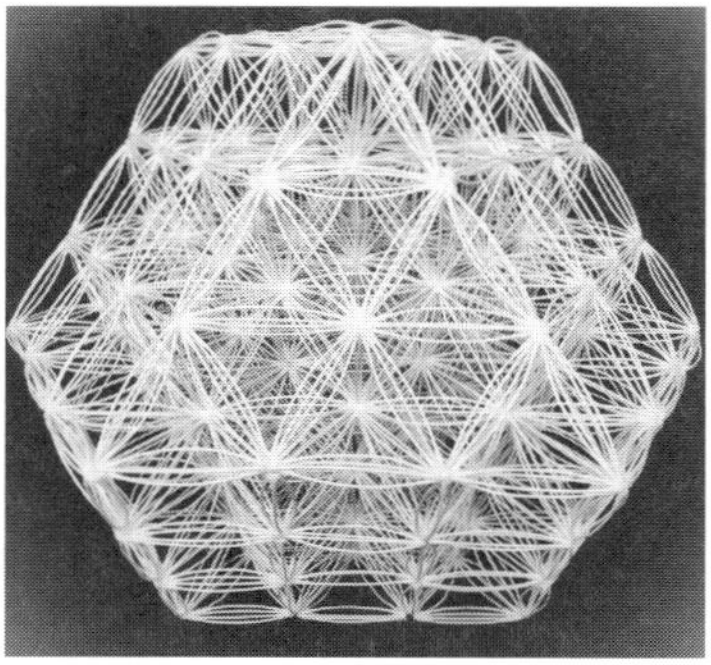

創り出します。「神の数学」というものが宇宙から日本に降ろされているのですが（佐藤敏夫先生）、ご興味のある方は『神の数学』*をネットで検索してみてください。

この数が形になった世界を「形霊《かただま》」といいます。数が形になったと言いましたが、形から数が生まれるという見方もでき、どちらが先というよりも、本質的には同じものの表現形式の違いと捉えて良いかと思います。「幾何学」というのが、数学のひとつであることはその表れです。

形の中でも、正三角形や正方形、正四面体や直方体などのように調和した形を「神聖なる」図形といいます。神聖なる図形の幾何学ということで、「神聖幾何学（sacred geometry）」と呼ばれたりします。

神聖なる形は、神聖なる周波数を生み出し、その周波数が原因となって、神聖なる結果を生むということで、まさに神の働きをしてくるわけです。

上記のような波動の具体的な形態である音霊、言霊、数霊、形霊に親しみ、特に意識的に調和的な音霊、言霊、数霊、形霊を選び親しむことで、私たちの現実世界や人生は、調和的なものに一変してくるのです。

調和的な音霊、言霊、数霊、形霊を活用して幸せで豊かな人生を

調和的音霊、言霊、数霊、形霊を積極的に活用することによって、より調和の波動の中で過ごせるようになり、調和した現実を体験できるようになります。皆様も自分にしっくりくる音霊、言霊、数霊、形霊を生活に取り入れて活用し、どうぞ幸せで豊かにお過ごしください。皆様一人ひとりが幸せで豊かに過ごすとき、その集合体である社会もきっと幸せで豊かな世界になっていることでしょう。

＊神の数学　http://www.izukky.com/kamisuu/

Talk 3

命
Inochi
の向こう側にあるもの

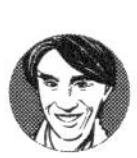
秋山佳胤

池川明

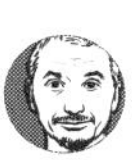
巽一郎

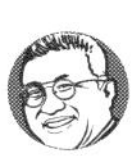
ドクタードルフィン

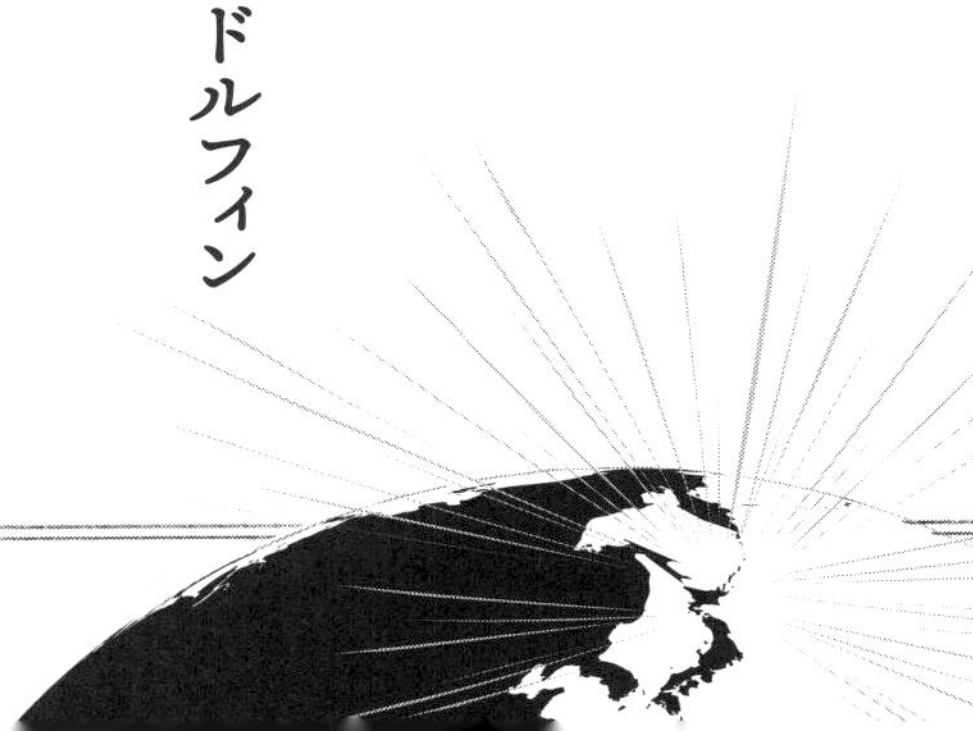

◎すでにヘンタイメソッドを実行中

ドクタードルフィン　膝の手術のスペシャリストの巽《たつみ》先生には、手術にも〝ヘンタイメソッド〟というのを作ってもらいたいですね（笑）。巽先生は、筋肉をまったく切らずに膝を手術するということで有名ですが。

巽　いや、もう、そう言われていますよ（笑）。膝って前の部分は全部筋肉でしょ？　それをまったく切らずに行うのは「ヘンタイや！」って言われています。切ったって、縫ったらそれでおしまいやと言う先生も多いですからね。でも、**縫ったらそこの組織は硬くなって、神経も血管も通らなくなる。だから、切ったらあかんというのを僕はずっとやっているわけ**です。

ドクタードルフィン　さすが、ヘンタイドクター！

秋山　実は、僕も20歳の時に左膝の前十字靭帯断裂《ぜんじゅうじじんたいだんれつ》の手術をしたんですよ。腿《もも》の筋膜を半分切って、皿の下を通すみたいな。その後、極真空手をやっていたので、また右も同じような感じで痛めてしまった。でも、もう右の方は、手術などは何もしなかったんです。そしたら、今はやはり右の方が調子がいいんです。

巽　そうなんですね。前十字靭帯《ぜんじゅうじじんたい》というのは、大腿四頭筋《だいたいしとうきん》と方向が一緒なんですよ。だから、四頭筋をしっかり鍛えていればある程度は大丈夫なんです。

池川　大腿四頭筋と言えば、スクワットで鍛えられる筋肉ですよね。でも、**肉体を持っているる人間だからこそ、自分が手術を受ける体験をした時に、初めて「生きている」という実感をする**んですね。

巽　僕が今、「生きている」と感じられるのは、自分が死にかけた体験をしたことがあるからというのもありますね。

ドクタードルフィン　それは、どんな体験だったのですか？

◎幽体離脱で見えた世界

巽　バイクで走っていたら、前のトラックが急にUターンしてきたので、急停止ができずにバイクごとひっくり返ってしまうという大きな事故で……。

ドクタードルフィン それは、何歳の時？

巽 25歳の時。それで、肋骨が肺に突き刺さり血だらけになって息ができなくなって、その時に死にかけてしまったんです。その時に、幽体離脱をしてしまいました。

ドクタードルフィン どんな体験でした？

巽 まず、**臨死体験をした多くの人が語っているように、身体から魂というか自分の意識だけが抜けると時間と場所の感覚がなくなる**んですよ。

ドクタードルフィン そう。そこなんですよ！　それが楽しいんですよ！

巽　僕は、父親が9歳の時に亡くなって母親一人だったでしょ。だから、死んでしまったらとにかく、「おかんに悪い！」と思ったから、すぐにおかんの所に行ったのです。母親はまだ僕が死んだことを知らない様子だったから、「あ～、おかんは僕が死んだことを知ったらびっくりしよんな～」と思って。次に、やっぱり彼女のところにいくでしょ。そうすると、彼女が連絡を受けて自転車で病院に慌てて駆けつけているところが見えてくる。その次に、またおかんの所へ戻ったら、事故の連絡を受けたおかんが、静岡の僕の所に来るために新幹線の中を焦りながら走っているのです。

池川　可愛い息子を思う親心ですね。

巽　16号車まで走って行き止まりまで来ると、は～は～と息を荒くしているのまでわかった。僕は身体から抜けているから痛くもないし痒くもない。呑気に「一番前の16号車からだと、静岡に着いたら新幹線の出口までは遠いのにな」なんて心配していたんです。案の定、母親は静岡駅に着いたら16号車から降りて、また改札口まで走っていましたよ。その後、駅を降りた母親が駅の地下の電話で妹に電話をしているのも憶えています。でも、自分ではその時は、それを夢だと思っていました。

秋山 その感覚、わかります！

巽 それで、二か月くらいで生き返って無事に退院したんです。その時に、おかんが全快祝いのパーティを開いてくれたんです。その会でおかんに「新幹線の中で走ってたやろ？」と言ったら、「なんで知ってんの？」と言われたりしてね。妹に電話をしたことも聞いたら、すべて話が合っていたんです。

秋山 面白い話ですね。それで、意識が戻る時はどうだった？　よく向こうの世界へ行きそうなところを誰かに呼ばれてこちらに戻るとか言うけれど。

秋山&巽

二日くらい意識がなかったの。きちんと三途《さんず》の川も見たしね。でも、僕のときは川じゃなくて海くらい大きかった。それで、向こうの岸に粒のように小さい人の姿がたくさんいるのがわかったんです。その中にぱっと見たら、「あれは、おとんや」というのがわかった。そして、意識を向けると父親がだんだんズームアップしてきてはっきり見えてくる。それで、父親が「こっちに来い！」とか「こっちには来るな！」とか何か言うのかなと思ったら、何も言わずにただ僕のことをじーっと見ている。でも、そのまま見続けていたら、ついに父親が「一郎、人生は一回きりやから好きなことをせんとあかん」と伝えてきた。それは、口は動いていないけれどもテレパシーで伝えてくる感じでしたね。

ドクタードルフィン ほ〜〜。

池川 父と再会！

◎魂はアカシックレコードにアクセスしている⁉

巽 そうそう。それで、よく死にかけた人たちが自分の人生がパラパラ漫画のように見えるっていうでしょ？ そのとおりなんですよ。**日常のささいな出来事などの膨大な情報が一気に思い出されてくる。**たとえば、4歳の時に隣のター坊を殴ってしまったことなど。それが25歳の頭で再生されるんです。それも、**相手の気持ちの側から**

思い出すんですよ。ター坊の立場からすると、「なんで、こいつにこんなことをされなあかんのや！」みたいな気持ちですね。そして、**25歳の大人になった僕が「ああ、悪かったな」と反省をしながら、そのことを振り返るような感じ。**

秋山　そこは大事ですねー。その時にわからなかったことも、今になればわかる、ということ。

ドクタードルフィン　それは、**相手の意識と共鳴するから**でしょうね。

巽　そんな小さい頃なんて、まだ他人の気持ちなんてきちんと考えられない頃だったからね。でも、そんな、すっかり忘れていた些細な人生の場面が、ポン！　ポン！　と飛んでくる感じで思い出されるんです。たとえば、学生時代に友達の家に行ってトイレを借りた時に、トイレから出る時にちらっと見えたドアの後ろに貼ってあったカレンダーなんかが妙に鮮明に思い出されてきた。それを見ながら、「僕は、なんでこんなことを憶えているのかな?」なんて自分でも不思議で。

秋山　それは、**その時代や時期、時間を確認する**というのもあるんでしょうね。時計を見たり、カレンダーを見たりすることで、「これは、いつの時代のあのときのことだ!」なんて認識できたりするから。

巽　ちなみに、そのカレンダーがJALのカレンダーだったという。とにかく、その時にわかったのが、**自分はもうすっかり忘れたと思い込んでいるようなことも、実は細かく憶えているんだなあということ。そういうのは、もう脳の仕事じゃない**なと思ったんですね。

ドクタードルフィン カレンダーというのが面白いな〜。とにかく、その時はすでに脳がない、つまり**脳を捨てた〝脳ポイ！〟の状態**なんですよ。

秋山 それはきっと、**アカシックレコードを見てるんだろうね。アカシックレコードは波動、バイブレーションで記録されているものだから。**でも、そんなときにその記録を部分的に見る人もいるだろうし、人生を流すように全部見る人もいるんだろうね。

巽 たぶん、なんでも見えるんだろうなと思いますよ。**その出来事に意識を向けたら、そこが見える感じ**でね。たとえば、よく人生を回想するときに言われる「走馬灯のように見える」という表現だと、向こうから流れてくるものを見るという感じで受動的でしょ。でも、おかんに会いたいと思ったら、そのときのおかんの所に行く、というふうに**選択権は自分にあるという能動的な感じ**なんです。

ドクタードルフィン なるほど。**すべての多次元パラレルワールドは「今、ここ」にあるからでしょうね。そこにチャンネルを合わせれば、すべてが「今、ここ」に現れると**。

巽 **僕は、脳は受信機やと思います。**周りの霊や魂や宇宙人、果ては内臓や筋肉の意識と共振する装置です。

ドクタードルフィン そう。**右の松果体が受信機ですね。異次元の波動を受け取るのは右の松果体**からなんですよね。

巽 ときどきヘンな宇宙人と話すことがあるんですけれど、その時はそんな感じがしますね。でも、アカシックレコードにアクセスする時は、また違うような気もします。よくわからないけれど……。

ドクタードルフィン　アカシックレコードにアクセスする時も右の松果体を使っていると思いますね。ただし、アカシックには集合意識も絡んでくるので左の松果体も使うと思います。右は「ホルスの目（古代エジプトのシンボル）」の太陽と月の2つのシンボルのうち、「ラーの目（太陽のシンボル）」の方なので、自分の超潜在意識・宇宙意識とつながります。でも、左は自分宇宙以外のシャボン玉宇宙が結集したものの意識が入るんですね。**自分が右で、自分以外のもの、すべての集合意識の方は左。だから、自分とつながるには、左をいかに眠らせるか**、ということにもなります。

秋山　でも、そんな幽体離脱の体験がその後の生き方を変えてしまうものなんですね。

池川　とりあえず、巽先生は不死身だということだけはよくわかりました。

FROM HENTAI DOCTORS

命のトリセツ 3

臨死体験で魂が体験するのは、
時空を超えた世界。
多次元パラレルのひとつに
チャンネルを合わせれば
「今ここ」に見たい世界が
映し出される。

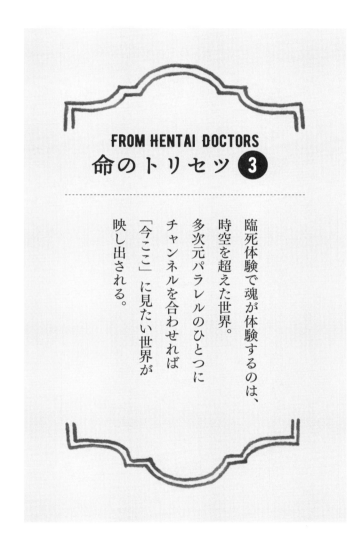

Talk 4

命

Inochi

を共振させるのは「膜」

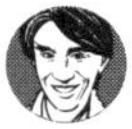
秋山佳胤

池川明

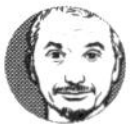
巽一郎

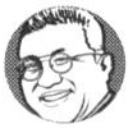
ドクタードルフィン

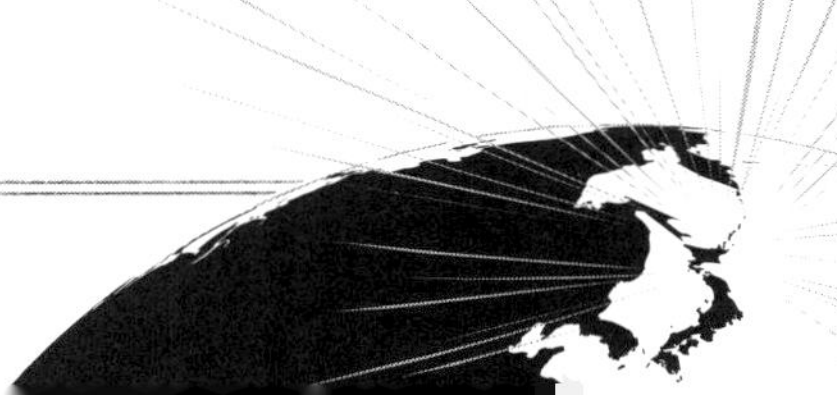

◎身体に貼り付いている膜とは

池川　そういえばこの間、巽先生は魂には膜がついているという話をされていましたね。そして、その**膜が身体にぴったり貼り付いている**とおっしゃっていましたね。

巽　膜にも幾つか層がありますけれどね。

池川　私は**細胞に魂の膜があると思っていたんですけれど、身体に膜があるとは思わなかったん**ですよ。あのお話は新鮮でした。

巽　僕は整形外科だから、やはり〝痛みを取り除くこと〟を第一に考えるんですね。特に、身体の皮膚の表面には神経細胞が集まっているから痛いわけです。そして、その次に痛いのが骨膜で、その次が筋膜。たとえば、筋肉の赤いところは神経がないので痛くないんです。あるとき、事故で足を切断して担ぎ込まれた患者さんがいらっしゃいました。そんな時には何をするかと言うと、まずは、感染しないように麻酔をして患部を洗うのですが、麻酔するのは皮膚と骨膜と筋膜だけ。筋肉の赤い繊維や骨髄には痛みはまったくないんです。それに比べて、骨膜はちょっと触っただけで「痛い〜！　何すんねん！」ってなります。これは**三次元の肉体の話ですが、要するに中身はまったく痛みは感じず、膜だけが感じるようにできているん**ですね。

池川

それで、巽先生から聞いたお話からすると、もともと私は、人間の魂というものは身体から8メートルくらい外に飛び出ていて、膜はその一番外側にあるものだと思っていました。でも実は、膜は人間の身体にぴったり付いていたんですね。だって、**膜が外にあると、人と人の膜が重なってしまったりすることになるのでは**、なんて思っていたわけです。でも、魂は五次元の世界につながっているということか

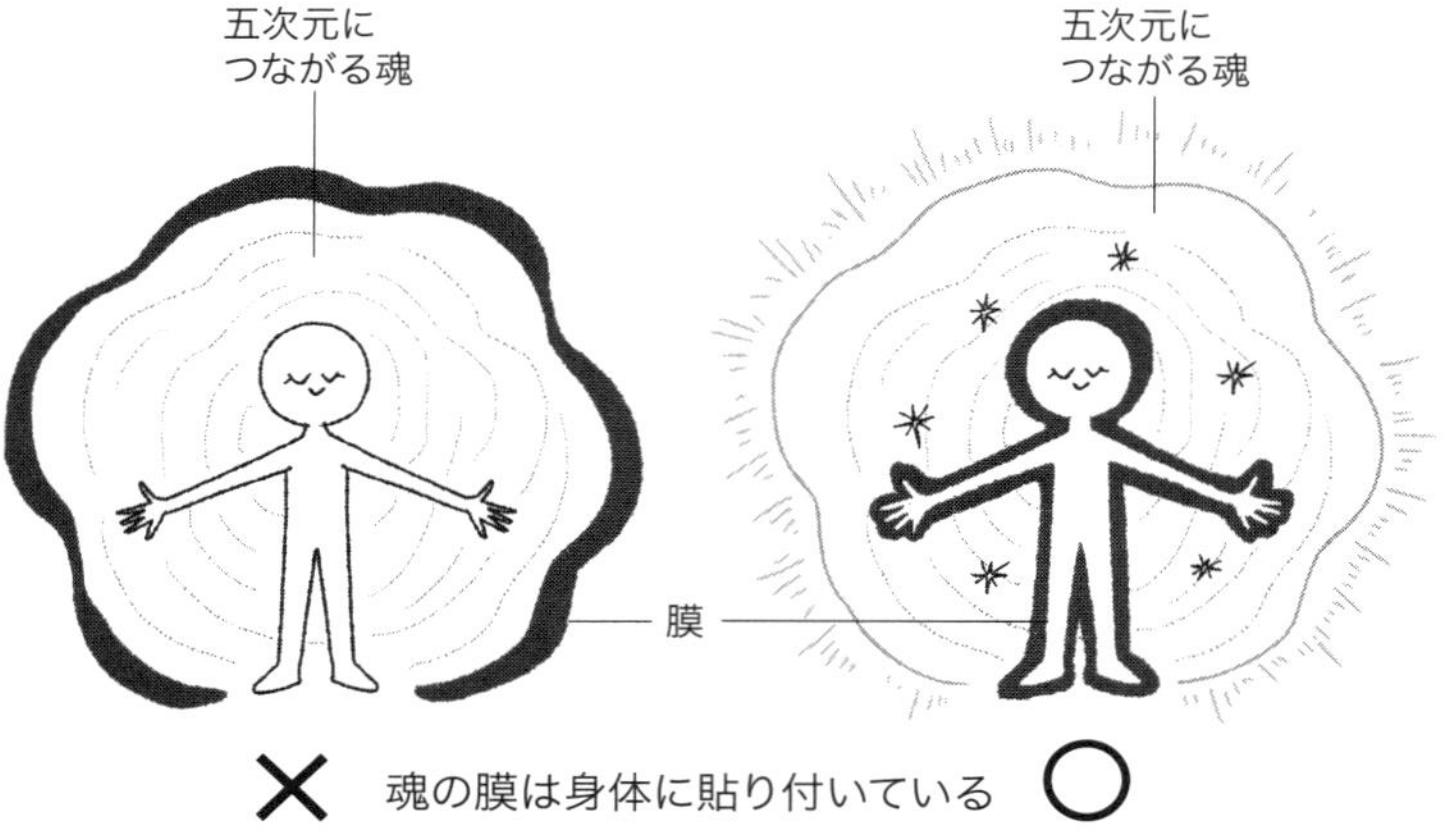

ら考えてみると、**身体の外側に魂の情報があること**になります。つまり、人間の身体を風船にたとえるならば、**五次元の側から見ると、風船の内側ではなくて外側が中身**ということになるのです。

そして、五次元からの情報を人間の身体の外側の膜がフィルターの役割を果たしながら、情報を書き換えてその人に伝えている、ということになります。というのも、人間は魂だけだと情報が書き換えられないのです。**膜を通した情報が身体の中に入ることによって、その人にとって怒り、悲しみ、喜びなどの感情に変化していく**のです。そして、それらの感情がその人を動かす力やモチベーションになるのですね。人間って意外にも愛という情報だけだとそんなに動かないものです。一方で、**愛情や憎しみなどの感情は一人の人生を大きく変えてしまうほどの力を持っている**のです。

これまで魂については三次元の中だけで説明がされてきたように思います。どちらかというと魂は身体の内側に存在していて外側の世界へ表現される、という考え方ですね。けれども実は、**人間の肉体の外側にぴったりと貼り付いている膜が五次元からの情報を通して外から内へと入ってきているということがわかりました。**膜が身体にぴったりとくっついていることで、魂の側にもすぐにフィードバックできるのですね。

秋山 なるほど。それは、ちくわの実の部分が魂で、真ん中の空間の部分が身体、みたいな感じですね。

池川　そう、そのとおりです！　やっぱり、どうしても自分を中心に考えてしまうので、膜は外側にあると思いがちですが、魂から見た場合、身体の方が外側になるんですね。

◎地球人よ！　核を捨てろ！

ドクタードルフィン　たぶん、物質レベルで確認できるデンシティ（密度）はあっても、エネルギーとして見た場合は、区切りなどはないんでしょうね。私たちはすぐ領域をつくりたがるけれど、**魂には領域はない。**

巽 三次元の目で見ているると見えないけれどもね。

秋山 **自分の視点によって見えてくる世界は全部違いますからね。視点を変えると、見えてくるカタチも変わって見えてくる。**

巽 幽体離脱をしたら、**魂はみんな光の粒から成っていることがわかりますよ。**

秋山 巽先生がお父さんを見ようと思ったときに、その視点によってお父さんが創られる、ということです。

巽 そうそう。**意識を向けたら自分が見たいようにそれが創られるし、意識で変化していく。**

ドクタードルフィン　かつて医学生やアメリカでカイロプラクティックの学生をやっていた時は、細胞というのは核が中心で、核の情報がすべてと教わってましたからね。

池川　そう。私たちの時代は全部そうでしたね。

ドクタードルフィン　でも、**核を取り去っても細胞は生きられる**んです。細胞膜にレセプターがあって情報を受け取っているという話なんだけれども、私からすれば**宇宙の叡智《えいち》を受け取るのはもっと細かくて微細なレセプターが膜にはある**んです。宇宙の叡智を受け取って我々は生きられるんであって。「脳ポイ」と言うように**脳と同じで、核も「核ポイ」なんです。要するに、生命体は膜が命**なんですよ。

巽　**すべてのものは振動しているから、膜しか共振しない**んです。

秋山 なるほど、結びついた！

ドクタードルフィン すぐガチってレセプターとか言うけれど、宇宙の叡智の振動数は目には見えないですからね。

秋山 聞いた話によると、細胞膜には知性があって、細胞の中に取り入れるものと取り入れないものをきちんと選択しているとも言われていますね。

ドクタードルフィン 私はいつも「脳に頼るな！」と言っているけれど、細胞レベルの話をするなら、「核に頼るな！」ということですね。外からの情報に頼りなさいということ。

秋山 もともと、「核＝nuclear（ニュークリア）」は中心という意味でもあるけれど、もう**内側というか中心に頼るのは古い考え方**なんですね。

ドクタードルフィン　だから、「地球人よ、パンツを脱げ！」と言うのと「地球人よ、核を捨てろ！」と言うのは同じことなんです。

秋山　「核を捨てろ！」というのは細胞の中の核、そして、核兵器としての核のダブルミーニングになっていていいですね！

FROM HENTAI DOCTORS

命のトリセツ 4

五次元からの情報は、
身体の外から魂の膜を通して
入ってきて、その人の感情になる。
その感情が喜怒哀楽や
モチベーションとなって、
その人を動かしていく。

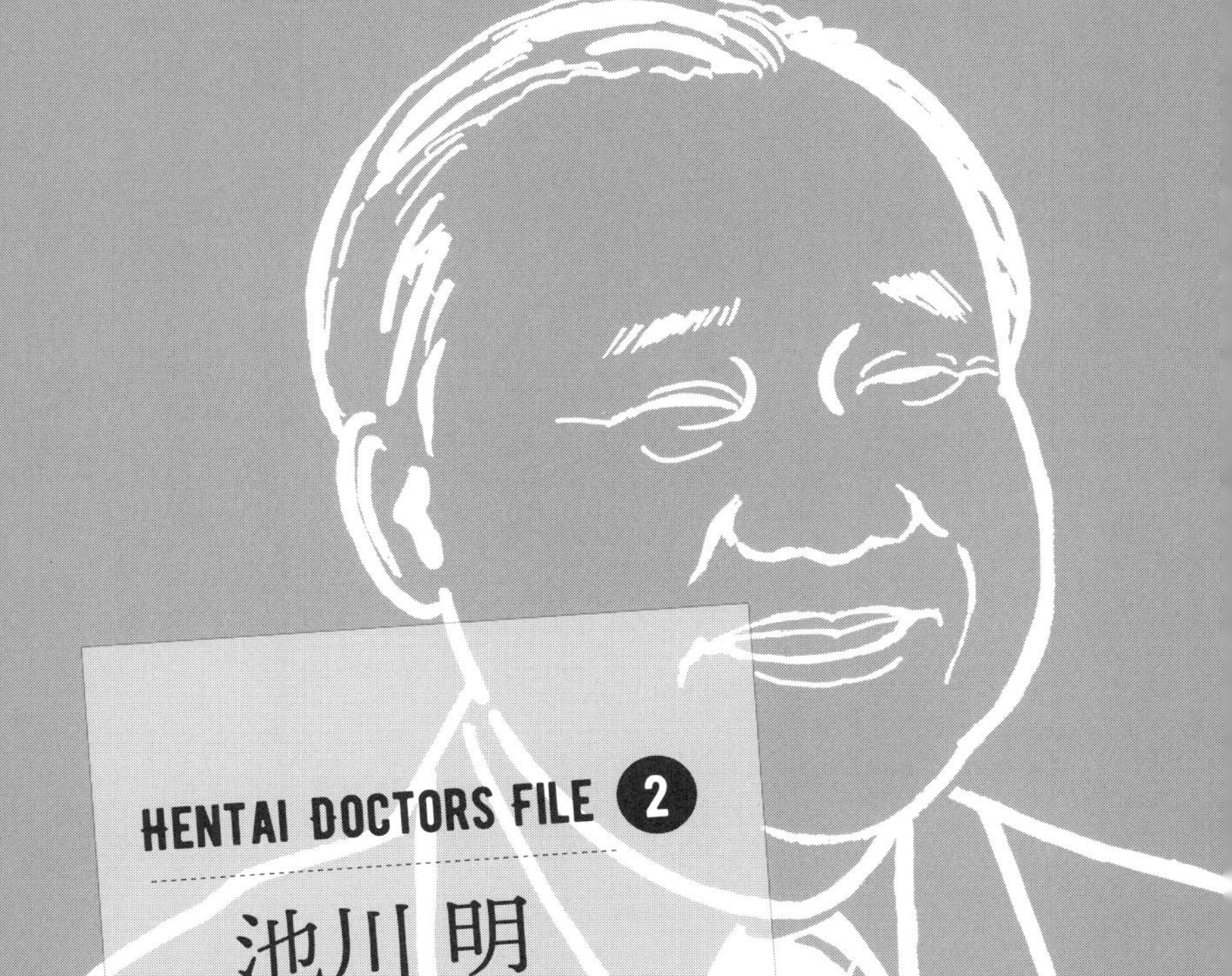

HENTAI DOCTORS FILE 2

池川 明

[Akira Ikegawa]

昭和29年（1954）東京都生まれ。帝京大学医学部卒。医学博士。上尾中央総合病院産婦人科部長を経て、平成元年（1989）横浜市金沢区に出産を扱う有床診療所池川クリニックを開設。平成13年（2001）9月、全国保険医団体連合医療研究集会で「胎内記憶」について発表し新聞で紹介され話題となる。現在は外来診察の傍ら胎内記憶を広めるための講演活動とセミナーを行っている。

ヘンタイドクターズに一問一答

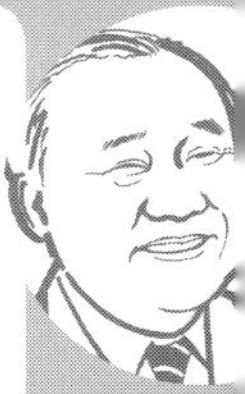

ドクターになった理由は？

クラスメートの多くが医学部を目指していたので、自分もなんとなく資格を取るような軽い感覚で医学部に。特に「医者になりたい！」というわけではなかったけれども、医学部ブームに乗ってしまった。

自分の“ヘンタイ度”はどんなところ？

価値観なども世間の常識からかなりずれていると思う。あまのじゃくで、皆がいいというものが自分にはそう思えなかったりする。真正面から物事を捉えず、裏から見てしまうところがある。

目に見えない世界を信じる？そのきっかけになったのは？

小さい頃から「見えない世界」のことが大好きだった。幼稚園の時にすでに「神様について」のことや、「世界の七不思議」「日本昔話」などの本を読み漁り、作品の中で展開される「見えない世界」に馴染んでいたと思う。

先生にとって「命」とは？

肉体を持っている時間のすべて。生きている間の時間とそこで経験できるすべてのこと。

人生のミッションは何？

胎内記憶を世界に広めること。世界平和は、家族の平和からはじまると信じています。夫婦間の仲が良好で幸せな妊娠期間を過ごした母親から生まれる赤ちゃんはぐずらないのです。世界中の夫婦仲が良くなれば、世界から戦争がなくなるでしょう。

ヘンタイドクターズの一員としてのミッションは何？

ヘンタイドクターズとさらにヘンタイな人たちを増やしていくこと。そのために格好のメンバーたちが集まっている。「世の中で言われていることをそのまま信じるのはやめようよ」ということを伝えたい。

現代医療の在り方やその制度について一言

医療は、ひとつの素晴らしい宗教だと思う。「日本医師会」とかいう教団もある。皆、平等に死んでいくのに、「死んじゃいけない教」を流布している。そして、皆信者になっている。「そういうことは、もうやめようよ」と言いたい。

今、一番興味があることは？

「愛って何？」「魂って何？」ということ。その答えは、自分なりにはまとまってきているけれど、本当のことはわからない。その答えも、一人ずつ違うと思う。でも、万人が「そうだね！」と言えるような答えを見つけたい。

ヘンタイドクターズから池川先生について一言

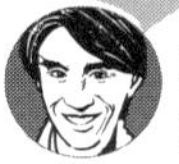

秋山先生から一言

とてもソフトで優しく素敵ですが、内側には
力強い愛の炎をお持ちで、ぶれずに生前の世界、
死後の世界の様子や今の生命の素晴らしさを
伝える愛の伝道師。

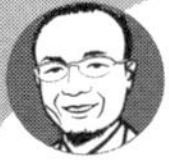

梅津先生から一言

宇宙人。
さまざまなことに興味を持たれ、
そして見聞きしたことを自分のものとして
昇華する能力が高い先生。瞬時に適時に
トークを展開できる実力、そして常に
理路整然と頭の中にストーリーを描かれている
能力にもいつも圧倒されています。

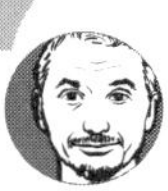

巽先生から一言

地に足のついた
スピリチュアリティを
生きる人。

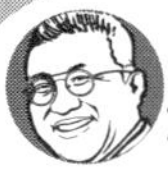

ドルフィン先生から一言

魂のバリアがなく、好奇心旺盛で
純真無垢。だから子どもにも好かれるし、
子どもの世界にも入っていける人。

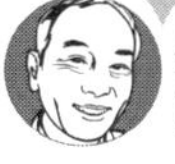

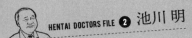

長堀先生から一言

胎内記憶を全世界に広める
「平成池川座」座長、
グローバルな活躍ぶりと広い人脈には
脱帽するばかり。

医療は宗教だった⁉

「え？　医療って宗教だったの？」

そうなのです。ドキッとするようなタイトルですが、私は「医療は宗教」であり、すなわち「医療教」だと思っています。

まず、医術を用いて病気を治すことを医療と言います。その教義は、①死んではいけない、そして②病気であってはいけない、ということ。これを「死んではいけない教」や「病気であってはいけない教」と言い換えることもできるでしょう。そして、それを生業としているのが私たち医者なのです。

もちろん、ほとんどの医者はまじめに患者さんのためを思って医療を提供しているのです。ところが、ちょっと斜に構えてみると、「それって宗教じゃないの？」と思うことも多いのが実情です。

宗教の定義はとても難しくて、人によって捉え方が違うので、医療は宗教だなんて言うと怒り出す人は多いと思いますが、ここはひとつジョークだと思って読んでくださいね。

まず、宗教にもいろいろな種類やその総本山があるように医療にもあります。

「T大教」とか「K大教」などの大学の教えを中心に、その教義を信奉している系列の支部が日本全国にあります。そこでは、それぞれ教授といわれる教祖様がトップで、その下に、准教授、講師、助教、助手、研修医というヒエラルキーが存在して、教祖様の教えを忠実に守る仕組みと構造ができ上がっています。

また、学会や日々研鑽《けんさん》しレベルを維持するための勉強会もあり、さらに専門資格を維持するために、各学会で御朱印を集めるスタンプラリーが定期的にあり、これも宗教団体を維持するための大切な財源となっています。

一方で、在家の信者さんを「通院患者」と呼びます。また、出家した方もおられ、その方は「入院患者」と呼ばれています。信者さんはお布施が必要ですが、一応公定料金で明朗会計になっていて、在家の方のお布施を「通院費」、出家した方のお布施を「入院費」と呼んでいます。

また、皆さんが「家内安全」や「交通安全」のお守りを持ち歩くように、医療教にも「お守り」だってあるのです。

医療教における「お守り」は「薬」という形で、それぞれの方にぴったりのお守りが各種用意されていて、その機能も年々良くなってきています。

ちなみに、ときには交通安全のお守りを持っていても事故を引き起こすような事例もあったりしますよね。

同じように、ある薬から副作用などがあると、すぐにそのお守りは回収されて、販売停止になってしまいます。基本的には、お守りといっても薬は消費するお守りなので、一年経ってお焚き上げの必要はありません。その点では便利ですね。ただ、その人に特化したお守りなので譲渡は禁止されています。

次に、宗教には勧誘も必要になってきます。

医療教においては、信者さんを引きつけるためには安心より恐怖の方が効果的なので、「こんなことをしていたら病気になっちゃうよ」とか、「このままいったら死んじゃいますよ」というようなビジネストークも使われます。すると、ちゃんと定期的にお参りに来てくれ、一緒にお守りも売れる、というような仕組みになっています。

たまにですが、「大丈夫です」というような安心する宣託は、後に具合が悪くなったときに、弁護士という別の宗教からの攻撃を受け、裁判に持ち込まれて賠償金も支払う場合が出てきます。

医療教の教会としては、保身のためには常にネガティブなバッドニュースを伝えた方がいいので、信者さんはあまり元気がでる御宣託をいただくことができません。それだけでなく、無条件に教祖様を信じることを要求されて、「悔い改めなさい」というような内容を伝えられることが多いようです。しかし脱会や退会はかなり自由で、教団から離れても家まで追ってきてしつこく勧誘されるということはまずありません。本人の自由意思で決めることができるのはいいところです。

医師としての立場においても、教祖様の教えに背くと、破門され別の教団に移るか、開業という手法で新興宗教の教祖になることができます。

医師は、「死んじゃいけない教」を信奉しているので、信者さんが死なないようにありとあらゆることをします。そして、要求するお布施に関しても、通常、信者さんが亡くなる前の2か月で、一生分のお布施の約半分が必要になるほど高額のお布施を要求することもあります。

そこで、このお布施が用意できない人は教団から相手にされなくなります。最近では信者さんの方も出家したつもりなのに、いつまでも施設にいることはできず、悲しいかな在家に戻されることもあります。

基本的に、医療教は魂や気の存在を認めない宗教なので、自然に治す、とか「薬」以外の気のせい（プラシーボ効果）といった安上がりのお守りは大っ嫌いです。いずれはみな死んでしまうのに、死を忌み嫌う宗教でもあるので、死ぬと決まると見放されることもあります。

以上が、医療界を宗教にたとえてみた私の見解です。

私は、「胎内記憶」について調べているのですが、胎内記憶には肉体のない時代のことも含まれることから、医者仲間から「お前は宗教家か？」と言われたことがきっかけで、このようなことを考えつきました。

結局、人間とは「自分たちの信じることを信じる」生き物なのです。そして、「信じる」という行為そのものが宗教とも言えるのでは、と思った次第です。

とにかく、もっと頭を柔らかくして生きていきたいものですね。

それには、こんなジョークが役に立つかもしれません。

Talk 5

命
Inochi
と歯の
カンケイ

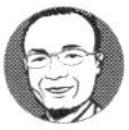
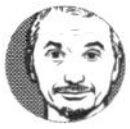
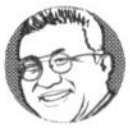

池川明×梅津貴陽×巽一郎×ドクタードルフィン

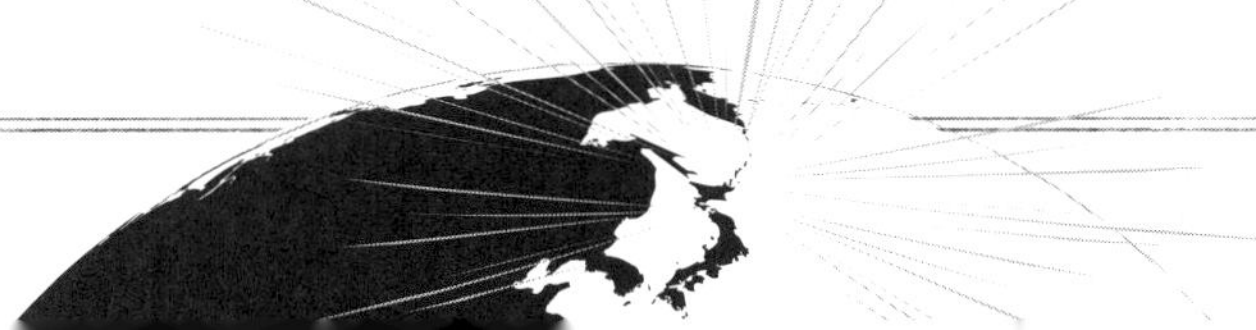

◎フッーの歯科医がヘンタイ化したきっかけとは

ドクタードルフィン 梅津先生は、数年前まで普通の歯医者さんだったのに、あるときに突然、細胞を覚醒させて魂のダイエットを行い、ヘンタイドクターに変容されたのですよね。

梅津 はい（笑）。「薬を出さない、注射をしない」という自然流の子育てを提唱されている小児科医の真弓定夫先生に「歯科は対症療法だね」と言われたことがきっかけでした。尊敬する真弓先生にそう言われたことで、**歯科における根本療法とは何か**を考えるようになりました。それが5年くらい前のことですね。確かに、**歯科医は虫歯になる原因までを考えることはあまりしない**のです。また、いくら「歯を磨きなさい」「甘いものは食べないように」ということを子どもたちに言っても、虫歯になる子はなるし、ならない子はならない。そして、一度治療をしたとしても、何度も虫歯になって戻ってくる子もいる。これは、いったいどういうことだろうと。そこで、**まずは私が歯科医として虫歯になる原因を考えることで、皆さんにも同じように虫歯の原因についてまでを考えてもらえるといいなと思った**んです。

巽 それで、梅津先生が5年間で気づいた歯科の原因療法というのはどういうことだったのですか？

梅津 それは、**その人のメンタリティがどのような状態であるか、という一言に尽きますね。自律神経が整っていれば、虫歯にはなりにくく、交感神経が高ぶると歯が悪くなるというのはもう証明されています。あと、自己肯定感が低い人や、自己尊厳がない人などは、やはり歯の状態も悪くなりがち**です。そういう人は、依存度が高いので一度治療をしても何度も戻ってくることになります。ですから、初診でもあんまり依存度が高いと見受けられるような人は、やんわりと診察をお断りすることがあります。

池川　そういったことを患者さんにはどのように教育するのですか?

梅津　もちろん、あまり厳しく言うわけにはいかないので理解してもらえるようには伝えますが……。私は全国各地で「真実の歯科医療」と題して講演をしていますが、その講演でも伝えているように患者さんにも、「どうして虫歯になるのか?」の機序《きじょ》をやはり説明していますね。しかし、ほとんどの人は、今まで受けてきた教育や思い込みが強くて、なかなかこれまでの思考を変えられません。また、**歯を治療したら、20歳の時と同じように食べられると思い込んでいるのも困ったりしますね。**やはり、**歯も人間の肉体の一部ですから、そのようなことは起こらない**んですね。

池川 本当は、先生としては、場合によっては、もう歯を削った方が早いというか、その方がラクだったりする場合もあるでしょうね。

梅津 そうですね（笑）。

◎フッ素も塩素も松果体を石灰化

巽 僕は最近、塩と重曹で歯磨きをするようになったんです。虫歯になるのは、原因菌であるミュータンス菌が酸を出して歯のエナメル質を削るのが虫歯の原因ですよね。重曹って研磨剤なので歯医者さんは重曹で歯を磨いたらダメだと言う人もいるけれど、弱アルカリ性なので口内が酸化するのを中和するんです。塩も浸透圧でバ

梅津　イキンが死にますよね。塩と重曹で歯を磨くのは、どう思われますか？

巽　ありだと思いますよ。基本的に歯を磨くのに高い歯磨き粉とか関係ないですから。

梅津　市販の歯磨き粉には虫歯予防としてフッ素が入っているものも多いですが、**フッ素が歯には一番よくない**と思いませんか？

巽　はい。うちもフッ素配合のものは使っていません。

フッ素って、要するにハロゲン*なんですよ。ハロゲンっていうのは電子を奪う性質があるのですが、電子を奪うということは酸化するということです。ちなみに、殺菌効果のある塩素もハロゲンのひとつの種類ですが、**アメリカの水道水に入っている塩素の危険濃度が日本の水道水では推奨濃度になっている**んですよ。

＊ハロゲン…周期表の17族に属する フッ素、塩素、臭素、ヨウ素、アスタチンの5種類の元素で電子を奪う力が大きく酸化力が強い。毒性がある。

ドクタードルフィン

フッ素の歯磨き粉の問題や歯の詰め物の水銀（アマルガム）の問題、それに水道水の塩素や予防接種・ワクチンの問題などは、**すべて松果体を石灰化させる要因になっています**からね。こういったことも、すべてこの世界を支配する勢力の戦略なんですよ。**私たちをじわじわと弱体化させるだけでなく、松果体を石灰化させて高次元の叡智とのつながりを断たせている**のです。

とはいっても、本来なら、私たちの身体は壊死したようなところでも再生することもできるほど自然治癒力を持っているものです。だから虫歯だって、条件さえ与えてあげれば再生するはずですよね。でも、このようなこともレポートなどには全然出て来ないのはなぜなんでしょう。

梅津　**「虫歯が治る」という定義を、「完全に元の歯の形・状態に戻す」という意味で捉えるなら「治った」と言うのは、ちょっと難しい**かもしれませんね。

ドクタードルフィン　なるほど。それはそうですね。

梅津　でも、**歯の形はどうあれ、きちんと機能していればそれでいい**んですよ。

◎人はかまってほしいと痛みを出す!?

ドクタードルフィン そう。私は最近、フルスパイン（全脊柱）の状態でレントゲンを撮る時、**患者さんの背骨が曲がっていると「素晴らしい！」と言うようにしていますよ**。背骨が曲がっているということだって、「これも、あなたの個性です。素晴らしい！」として褒めちぎるのです。

梅津 よくわかります。たとえば、歯並びにしても、きちんとその方にとっては**機能している歯なのに歯科医のエゴで「これは歪んでいる」などと判断して、矯正を勧めようとするのは間違っている**と思うんですよ。

ドクタードルフィン うちにくる患者さんの中にも、何も症状がないのに「椎間板が出ているんです。どうにかしてください！」と言って焦って来られる人もいる。そんなときも「出ている人は、たくさんいますよ。それも、あなたの個性のひとつです」と伝えますね。

巽

それでも、痛みがあるから患者さんは困るわけですよね。もちろんその痛みは、自らが選んで痛くしているわけではあるのだけれども。でも、**医者としてはその痛みを取り除いてあげないといけないわけです。苦しい状態から出してあげることは大事**ですから。ただし、そんなことも、個性として受け止められることができれば、症状だって変わってくるのかもしれないね。

ドクタードルフィン

個性というのは、痛みのない状態における身体のことです。うちにくる患者さんは、典型的な地球人ばかりです。つまり、そのほとんどが苦しみもがいている人たち。言ってみれば、「ここが痛くて困る」「めまいがする」「こんな不調がある」と訴えてくる人たちですね。だから、そういう人たちには、「あなたが痛みたいから、痛みが出ているんですよ」とか「あなたがもがきたいから、そんなふうにもがくんですよ」と伝えます。

本来なら、ただ、痛みのない自分を選べばいいだけなのです。でも、そんなことを言っても、たいていの人は、「自分だって、もがきたくてもがいているわけではない！」とか**「この痛みを自分が望んでいるわけはない！」と訴えてきます。**そこで私は、**「それは、あなたの脳が言っていることで、魂の声とは違うでしょ」と伝える**のです。私は、「あなたにとってその痛みは、今、必要だから痛みとなって現れているのです」ということを理解してもらおうとしますね。でも、この考え方には、ちょっとついて来れない人もいるのも確かです。

池川

実は、その「痛み」を「不妊症」にたとえると、まったく同じことが言えるんですよ。**不妊治療を続けても子どもができない患者さんは、頭では子どもが欲しいと言っていても、魂レベルでは子どもを欲しがっていないケースも多い**のです。だから、全部同じなんですよ。だって、痛みが欲しいのに痛みが出ないと、その人にとって喜びはないわけでしょう。何よりもまず、元気になると、皆がかまってくれなくなりますよね。**皆にかまってほしいから、「もうちょっとここを痛くしようかな」みたいなことを魂の方は考えているのかもしれない**のだから。

巽　確かに、GOT*が3000になったら皆がかまってくれました。「先生、休んで休んで！」って（笑）。

＊GOT…肝臓でアミノ酸の代謝にかかわる働きをする酵素。肝臓に障害が起こって肝細胞が壊れると、血液中に流れる量が増えるために値が上昇する。

梅津　本当に心配しましたよ。

池川　復帰してよかったですね。

ドクタードルフィン だいたいこの人は、生命力が強いですからね。この人は、人をあっと驚かせるというテーマを持って生まれてきているからね。幽体離脱をして新幹線の中を走ったりとか（笑）。

巽 幽体離脱をしたのは僕ですが、新幹線の中を走ったのは母親です（笑）。

◎口内に人生を見るティースリーディング®とは

ドクタードルフィン ところで、梅津先生は「ティースリーディング®」というものを行っていますね。これは、どういうものですか？　口の中をリーディングすると、人生が見えるのですか？

梅津　**口の中はまさに人生の縮図であって、その人のことを雄弁に語る**んですよ。たとえば、過去に起きた出来事や心境、そして現在の思考まで。歯に現れた特徴や治療痕、粘膜の色や形などが赤裸々にそれらを告白しているのです。この事実は、**肉体というものが人生のストーリーのホログラムを記録するという「ホログラム理論」にもとづいています。**これに関しては、足指からその人を読み解く「トウリーディング」から学びました。それを踏まえて、口の中を読み解くことで、自分の思考を見つめ、人生をより充実したものとするためのメソッドがティースリーディング®なのです。

具体的に言うと、たとえば、20年前にどこの歯を治療したとかいうのはレントゲンを撮ると全部わかりますよね。バブルの頃に歯を治した人は高い歯が入っているとか、その人の歴史も全部わかったりしますよ。実は、歯って何度も治療すると高さがなくなって低くなったりするので、高さがない人は何度も治療をしたんだなとか、逆にほったらかしにしていたんだな、ということもわかります。子ども時代に虫歯だらけだった人は、両親の仲が悪かったりしたケースも多いです。さらには、歯茎の状態や腫れ具合でその人がどの程度の集中力があるか、などもわかりますね。**口の中を見れば、雑な人、おおざっぱな人、神経質な人、真面目な人、不真面目な人などもすべてわかります。**

巽　そんなにもはっきりと性格が出るんですね。

池川　面白いですね。

ドクタードルフィン そうやって性格などもすべてわかる上で、こんなタイプは良くないな、と思うのはどういう人ですか?

梅津 やはり、依存心が高い人でしょうか。あと、ずっと依存し続けてきた人がある日突然手の平を返したようになるケースにも逆にちょっと戸惑いますね。そういうときは、それぞれの人生を学ぶ時期なんだろう、と温かく見守っています。

池川 そういう人たちは、きっと先生に心理カウンセラーとしての役割をも求めているんでしょうね。

梅津 私は歯科医なんですけれどもね(笑)。

FROM HENTAI DOCTORS

命のトリセツ 5

つらい痛みや苦しみだって、
魂が望んだもの。
その現実がどうして
生み出されているのか、
頭で考えずに魂の声に耳を傾けて。

HENTAI DOCTORS FILE 3

梅津 貴陽《たかはる》

[Takaharu Umezu]

ホリスティック歯科医師、オーブ画家、医療法人社団藍青会理事長。歯科医師。昭和大学歯学部卒業。ティースリーディング主宰。シャランメソッドマスター。SWIHA 認定トウリーダー。食育1級マスター。神奈川県出身。「健やかに幸せに生きるために」をスローガンに、伝説の小児科医、真弓定夫氏に師事したことと自らの体験とを通じて学んだ真実を一人でも多くの方に伝えたいと活動中。世界各地でのセミナー開催だけでなく、FM ラジオ番組出演、書籍等執筆活動、絵画制作、無料メルマガも展開中。

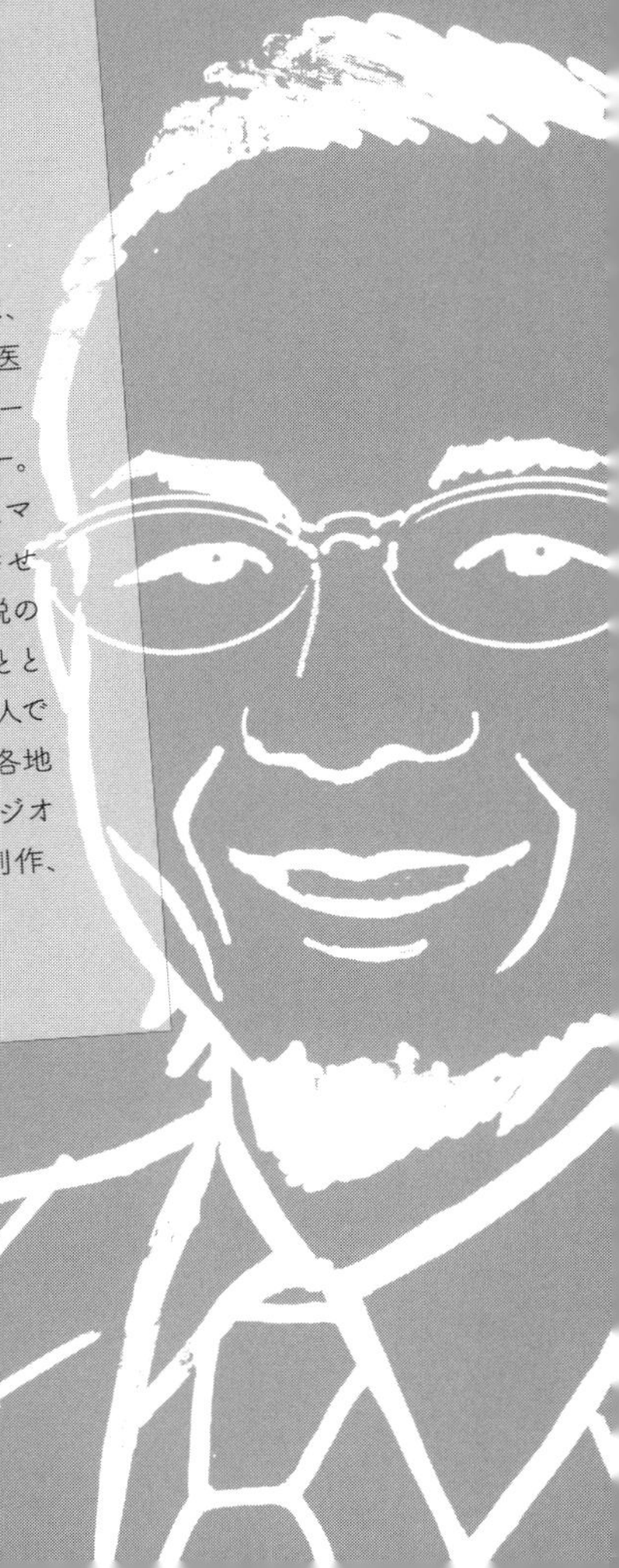

ヘンタイドクターズに一問一答

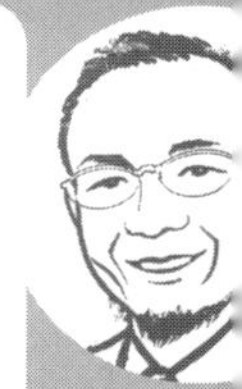

ドクターになった理由は？

当初は一般大学に通っていましたが、企業に就職することにずっと疑問を感じていました。家内（当時は結婚してはいませんでしたが）に「手先が器用だから、歯科医師になったら？」と言われ、昭和大学の歯学部に編入学しました。

自分の“ヘンタイ度”はどんなところ？

人と同じことがとことん嫌いで、物事を斜に構えて見ているところ。反抗期がまだ終わっていないのかも。また、「面白い人」と呼ばれることが一番うれしい。

目に見えない世界を信じる？そのきっかけになったのは？

幼稚園の時に、自宅の上にＵＦＯが現れたのを目撃して以来、地球外生命体の存在には確信を持っています。また、幾度となく事故を事前に回避したりする経験もあり、「運」や「守られている」というようなことも信じています。最近では、実家から仏壇を持ち込んだ時に部屋の照明がチカチカして、霊的な世界もあると感じました。

先生にとって「命」とは？

今生での命は、100年程度かもしれません。しかし、前生や来生は確実に存在し、生まれ変わりも当然である以上、この今生とは学び、気づきの場であるとしか思えません。小児科医真弓定夫先生が「命はつながっている」とおっしゃっているように、命は永遠であると思います。

人生のミッションは何？

真弓先生と、プロデューサーの矢追純一氏は共に80代ですが「人生は楽しむためにある」と言われています。人生の師と仰ぐお二人の意見にインスパイアされているので、自身のミッションも「人生を楽しむこと」です。

ヘンタイドクターズの一員としてのミッションは何？

患者さんと接していると、木を見て森を見ない、つまり、ホリスティック《全体性》でない固執した思考に驚くことがあります。問題の解決には、「なぜそうなったのか？」と、自分を客観的に掘り下げることが大切であり、それに気づくことのお手伝いができればと思っています。

現代医療の在り方やその制度について一言

「医療の本来の目的は、患者を減らすことである」とは、真弓定夫先生の言葉ですが、現代医療は果たして、そうなっているでしょうか？　患者を健康にするためには、患者が個々に自立することが必要です。現代医療の制度では、患者を依存させることで利益が出るシステムであり、健康な人を優遇するシステムが本来重要であると思っています。

今、一番興味があることは？

①ゆったりとクリエイティブなことをすること。それは、絵を描くことでもあり、音楽を作ることでもあり、文章を書くことでもあり。とにかく、自分で創造することが最も興味のあること。

②興味があるのは良好な人間関係の構築方法。人間は言葉を使うので、言葉で表現できない気持ちの部分に関して、お互いに上手に伝えることができません。それが故に誤解が生じ、いざこざに発展することも。どうすれば家族、仲間はもっと良好な関係になれるのか？

これに関しては、ただ今書籍を執筆中。

ヘンタイドクターズから梅津先生について一言

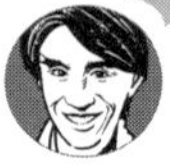

秋山先生から一言

慈愛にあふれ、あるべき理想に対して
情熱的で機敏な行動力を持ち、
人のご縁を大切にされ、
人のご縁のつなぎ役もされる
スーパーマスター。

池川先生から一言

普通にすごく面白い人。
あちらの世界にまだ完全に行っていない。
今はまだ「私をあちらの世界に連れてって」
という状態だけれども、
いつかそれを叶える人。

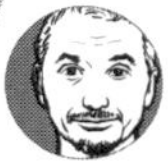

巽先生から一言

今、まさに
羽ばたこうとしている人。

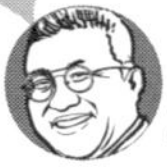

ドルフィン先生から一言

几帳面で真面目でありつつも、自分の厚い殻を
破りつつあり、あとは卵の薄皮一枚くらいの
状態にまできている。でも、あと一皮むけると、
もう地球にはいられなくなるのでは。
もっと、はじけてほしい。

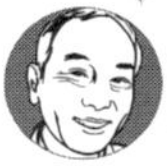

長堀先生から一言

シニカルな物言いの中に、深い愛を
滲《にじ》ませるお洒落なデューク東郷。

Message from Takaharu Umezu

インスピレーションを発揮する時間

幼少の頃、亡き父が絵を描く隣で自分も絵を描くことが好きでした。最近になって、ヴォイス講師でもあるシャラン氏から再び絵を描くことを勧められ、またその際、ドリームコンタクトをして描くようにアドバイスされました。

ドリームコンタクトとは、「寝ているときに受けるインスピレーションを感じ取る」というものです。私の描く絵はすべて、就寝中や瞑想中に見えた情景がベースになっています。突如として眼前に広がるこれらの景色は色鮮やかで、私を別世界へ誘《いざな》ってくれるのです。

私の描く絵は、大いなる何かのインスピレーションを表現するものであり、次から次へとイメージが出てくるものを表現しています。たとえば、絵の中に描かれたオーブは、エジプトの神殿における実際の体験がもとになっています。また、『かみさまは小学5

年生』（サンマーク出版）の著者で知られるすみれちゃんとニューヨークでご一緒したことも制作のインスピレーションになっています。

私は世界で唯一のオーブ画家としても活動しています。

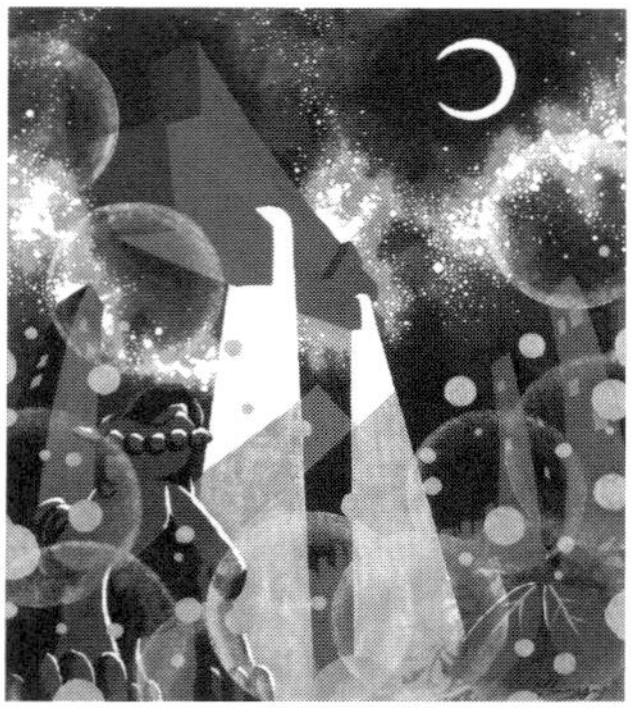

「宇　宙」

ドリームコンタクトでのインスピレーションを表現した、初めての絵。私にとって写実的でない初めての絵です。鳥居は宇宙船であり、大宇宙から降り注ぐオーブとその洗礼を受けるピラミッドやビル、宇宙の叡智を感じて描きました。この絵は、現在アメリカのＳＷＩＨＡというヒーリングの専門学校のホールに展示されています。

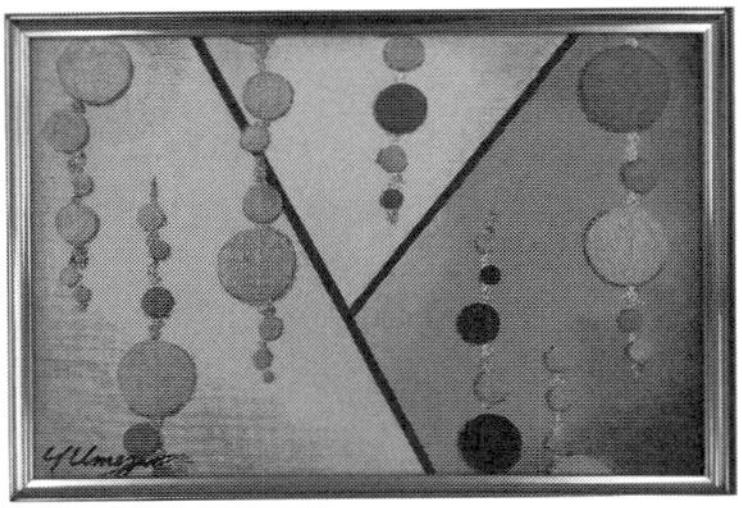

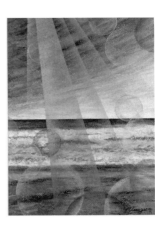

「南アの海」

２０１７年に南アフリカに行きました。そこで見た果てしない大西洋の大海原と広大な砂浜は、脳裏に深く焼きつきました。ある朝、まどろみの中で、強烈なインパクトとともにこの情景が浮かんだのです。何の雑音もないこの場所にいたことは、まさに瞑想であったのだと確信しました。

「The orb《ジ・オーブ》」

絵とは写真ではないので、実在しない世界をも表現できる喜びがあります。この絵は、自分が安心できる空間、美しいと思える空間として、インスピレーションに任せて描き上げました。オーブが連なっているイメージが、初めて湧いてきました。また、奥行きのある空間を表現してみました。

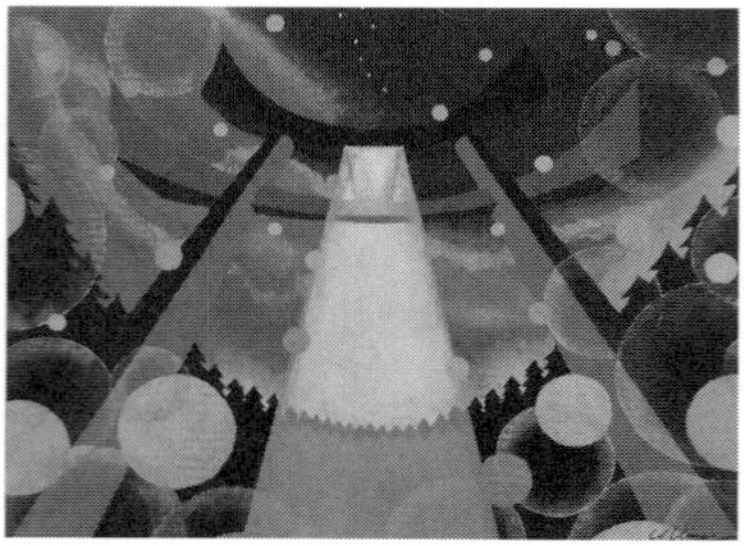

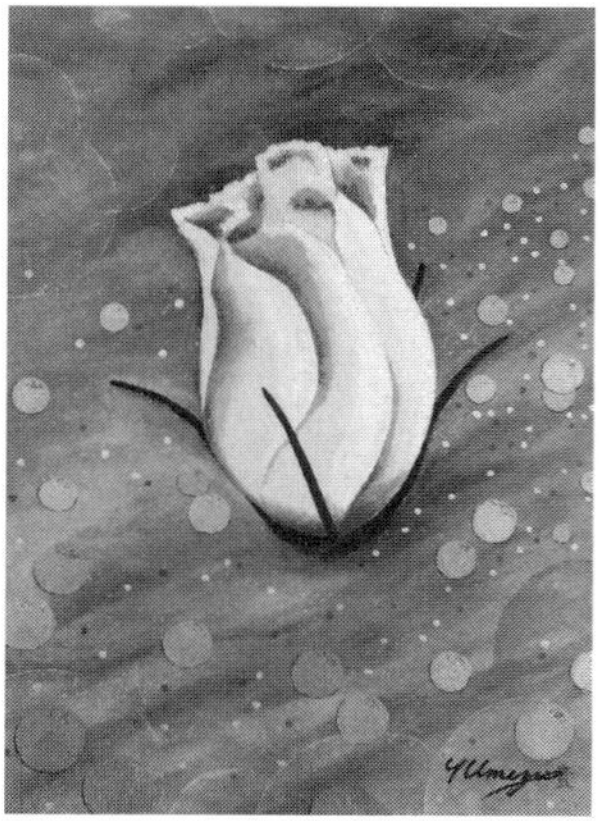

「Stargate《スターゲート》」

鳥居とは神域への入り口ですが、私には宇宙への入り口にも思えるのです。この絵を描いた時の私には、鳥居の向かう先に北斗七星が見えたのです。大自然の森の中に佇《たたず》む大鳥居は、無限の宇宙への入り口。明け方とも夕刻ともつかない移ろいゆく大空に向かい、凛として立つ鳥居が浮かんできたのです。

「瞑想 D」

2019年2月に〝クリスティン・ペイジ直伝ホリスティックケアお話会〟があり、そこでの瞑想ワーク中に浮かんだ情景です。このつぼみは私の肉体です。私は自分の肉体をいたわっていなかった、信じていなかったことに気づかされました。それは、本当に柔らかいつぼみで、金色のゆったりとした流れの幸せの中にいました。

私の到達した最終地点

ドルフィン先生は、診療に訪れた患者さんに「もっと、もがけ！」と言います。また、「ぷあって行け！」とも言います。この二つの言葉は、一見矛盾しているように感じますが、実は本質は同じなのです。それは、「自立して人生を楽しめ」ということなのです。

私が尊敬してやまない伝説の小児科医、真弓定夫先生（『蘇れ 生命《いのち》の力～小児科医真弓定夫～』というドキュメンタリー映画あり）もまた、「患者が自立すること」こそが大事であると説かれ、「人生は楽しむためにある」とも説かれました。

さらにはもう一人、私の尊敬するＴＶプロデューサーの矢追純一氏も同様に、「自分の人生なのだから、好きに楽しめ」と力説されます。

私はシャランメソッドのマスターで、このメソッドのセミナーも開催しています。この結論もまた、「さまざまな刷り込みやブロックを外して、人生を謳歌して生きろ！」というものです。

シャランメソッドとは、シャランさん（『パラパラめくるだけで引き寄せができる本』

ヴォイス刊）という方が開発した、とても画期的なメソッドです。

それは、自らの思考の刷り込みやブロックを自分で外すことのできるメソッドでありながら、何かを一生懸命に行ったり、学んだりすることは一切なく、ただただ楽しみのうちに自然に変化してしまうという優れたものです。

今まで一心不乱にその類の本を読み、さまざまなセミナーに参加して自分探しをしてきた私にとって、このシャランメソッドは、あまりにも斬新でした。

私はその後、このシャランメソッドのマスターにも任命され、かなりの変化を実感していました。

そんなある日、自分のやりたいことを書き出してみました。その際に気をつけたことは、今の自分に実現可能かどうかにかかわらず書き出すことでした。

そして、それらをなぜやりたいのかという動機を、とことん突き詰めて考えてみました。

すると、出てきた私の動機は、私自身を愕然とさせるものだったのです。それは単に、「受け入れられたい」ということだったのです。

この答えを書き出した時、私の中で大きな何かが抜け落ちました。それは、私の中の大きなブロックだったのだと思います。今まで私は、むしろこの「受け入れられたい」という感情を、あまりに稚拙《ちせつ》な他人軸な思考であると非難するスタンスでいましたが、まさか、これが私自身の動機の根底にあったとは……。

自分は自分のことがわかっていたようで、実は何もわかっていなかったのだと気づきました。

そして私は、今までこだわってきた何もかもが空虚に感じられ、自分の感情すらも洗練されたものではなかったのだと理解しました。

今の私には、「受け入れられたい」という気持ちはもはや存在しません。

私はもっと自分自身を中心に、つまり自分軸を持ち、より人生を楽しく生きることに邁進《まいしん》したいと思っています。

これこそが本当の意味での「自立」であり、「人生を楽しむ」ことであり、私の到達した最終地点なのです。

Talk 6

命
Inochi

がはじまるとき

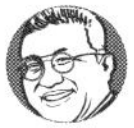

池川明 × ドクタードルフィン

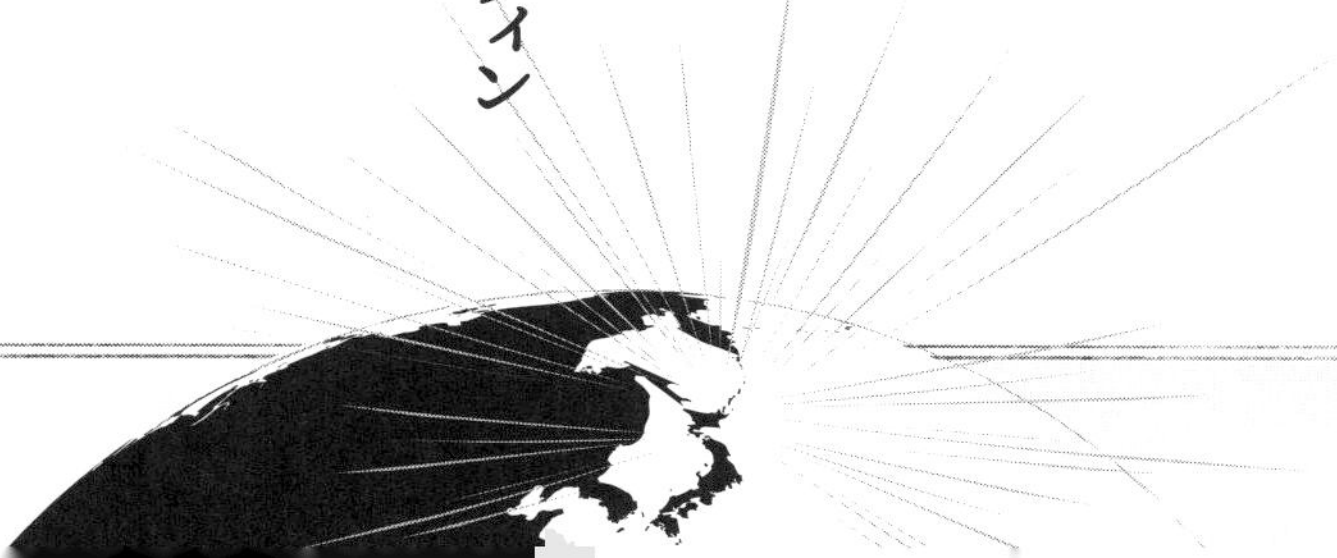

◎命がはじまる卵子と精子は決まっている⁉

池川　「魂はいつの段階で身体に入るのですか？」と聞かれることがよくあります。特に、魂は精子に入るのか、それとも、卵子に入るのかと聞かれることもあるのですが、**実は、生まれてくる子どもたちの中には、精子と卵子の両方の記憶を持っている子がいる**んですよ。だから、私からすると精子と卵子の両方に魂が入っていると言えるのではないかと思います。

ドクタードルフィン　私の『松果体革命』（ナチュラルスピリット刊）では、魂が入るのは受精後3－4週目と書いていますね。**精子と卵子が合体した際に松果体のおおもとができます。その時に、人生と身体のシナリオができる**のです。池川先生が精子と卵子の両方に魂が入るとおっしゃっている話こそ、私たちがパラレルに存在できるということなんですね。

池川 なるほど。**実は、面白いことにたくさんの精子のうち、受精する精子はもう最初から決まっている**んです。そして、その**特定の精子を受精させるために残り全部の精子が応援する**んですね。

ドクタードルフィン 魂たちは、まだ上の世界にいる時に、この精子とこの卵子を選べば、自分の魂が身体の中に入っていける、ということを上から見ています。そして、身体の中に入った後、最初の3－4週間は観察しているのです。その間、松果体ができるので人生のシナリオもできてくる。**生まれてからいつどこで、どういう体験をするか、というのをこの時期に決定**します。

池川 そうすると、魂としては上から観察しながら、「僕は、ここに入ろうっと！」みたいな感覚なんですね。ちなみに、生まれる前の記憶を持つある子どもは、「魂をつくるのは神様だ」と言っていましたね。神様が魂にひとつずつ情報を入れていくのだそうです。言ってみればそれは、**スーパーコンピュータから、たくさんの端末に情報がそれぞれダウンロードされるような感じ**ではないかと思うのです。つまり、**ひとつの端末=情報が入ったひとつのパッケージがひとりの人間になる**、という考え方ですね。

そして、**神様が与えてくれた情報を用いて人生で何をするかを決定し、その情報にふさわしい環境、両親、国などを選んできて生まれてくる**らしいのです。さらに、人生に影響してしまうので生まれてくるときの星回りって大事なんですよ。この世界に誕生するときの何月何日何時何分というのが大切になってくるのです。それも、五次元世界から俯瞰するので、過去から未来まで全部見えているんですよね。

◎魂と占星術の関係

ドクタードルフィン　なるほど。**アストロロジー（占星術）が魂に影響するというのは、そういうことなんですね。**それは、まだ誰も言っていないことではないでしょうか。あと、地球に入ってくる魂は、地球に入れば自分が重力の影響を受けることを知っています。ご存じのように、重力は時間と空間に影響を与えますよね。たとえば、**重力が強ければ強いほど時間と空間の要素の縛りは強くなり、弱ければ縛りは弱くなる。地球に入ってくる魂は、そのことを理解しているのです。**

さらには、重力の方向と強さが自分の魂の構成要素である細胞の振動数に影響をしています。たとえば、「ＭＲＩ（電磁波を当てて生体内部の情報を画像にする磁気共鳴映像法）」を撮るときには、細胞の方向をある一定方向にしたときの「戻り具合」

を白とか黒で表現しますよね。**内臓それぞれのエネルギーの質や方向性も決まっています。**たとえば、肝臓のエネルギーの質と方向性はこっち側を向いているけれど、心臓はあっちを向いている、というふうにそれぞれ違うのです。それらはすべて、重力の影響のもとで決まっているのです。そして、脳のネットワークってありますよね。**このネットワークこそ、まさに電波の向かう方向のことなのです。この方向がさまざまな感情を生み出したり、身体への指令を出したりします。これらも、重力の方向と強さが影響しているのです。**このことも、まだ誰も言っていないのではないでしょうか。

池川　ほ〜。**感情も脳で紐づけされていた**んですね。

ドクタードルフィン　基本的に、魂意識は脳でキャッチされています。たとえば、病気を治したいと脳が思っていても、魂は治したくない、という場合もあるのです。その場合、私が調整しても治りません。つまり、脳というのは三次元の情報がもとになっているのです。脳は自分の体験や集合意識の情報で構成されているのですから。

池川 魂がそれらの情報をコントロールできないのですか?

ドクタードルフィン 魂は影響しますが、感情のおおもとは魂ではないのです。肉体や生まれてからの体験、お腹にいる時からの体験などのすべてが、感情のおおもとになっているのです。

池川 ふむふむ。

ドクタードルフィン 脳のネットワークは、感情と身体への指令をつくる場所であるとも言えるのです。**惑星の位置関係は何月何日の何時何分というのですべて違うし、1秒変わるだけで違ってきます。**それらがつくりだす重力の方向性と強さがネットワークに影響するのです。

池川 そうすると、**魂は最初に目的を決めて、それができる星回りを選んでくる**のですね。

ドクタードルフィン そうです。**魂は、どの重力のタイミングが自分にとってベストかを知っているのです。それは、受精するタイミングであるとも言えます。**たとえば、双子の場合など同時に受精して分裂して二つに分かれたとしても、性格も運命もその後違ってくるのは、子宮の中の各々の身体の位置で重力の受け方が違うからです。そうすると、脳のネットワークなども全部違ってくるのです。

池川 なるほど、わかりやすいです!

FROM HENTAI DOCTORS

命のトリセツ 6

人生の目的・ミッションを
知っている魂は、
自分の人生を送るのにふさわしい
星回りを選んで生まれてくる。

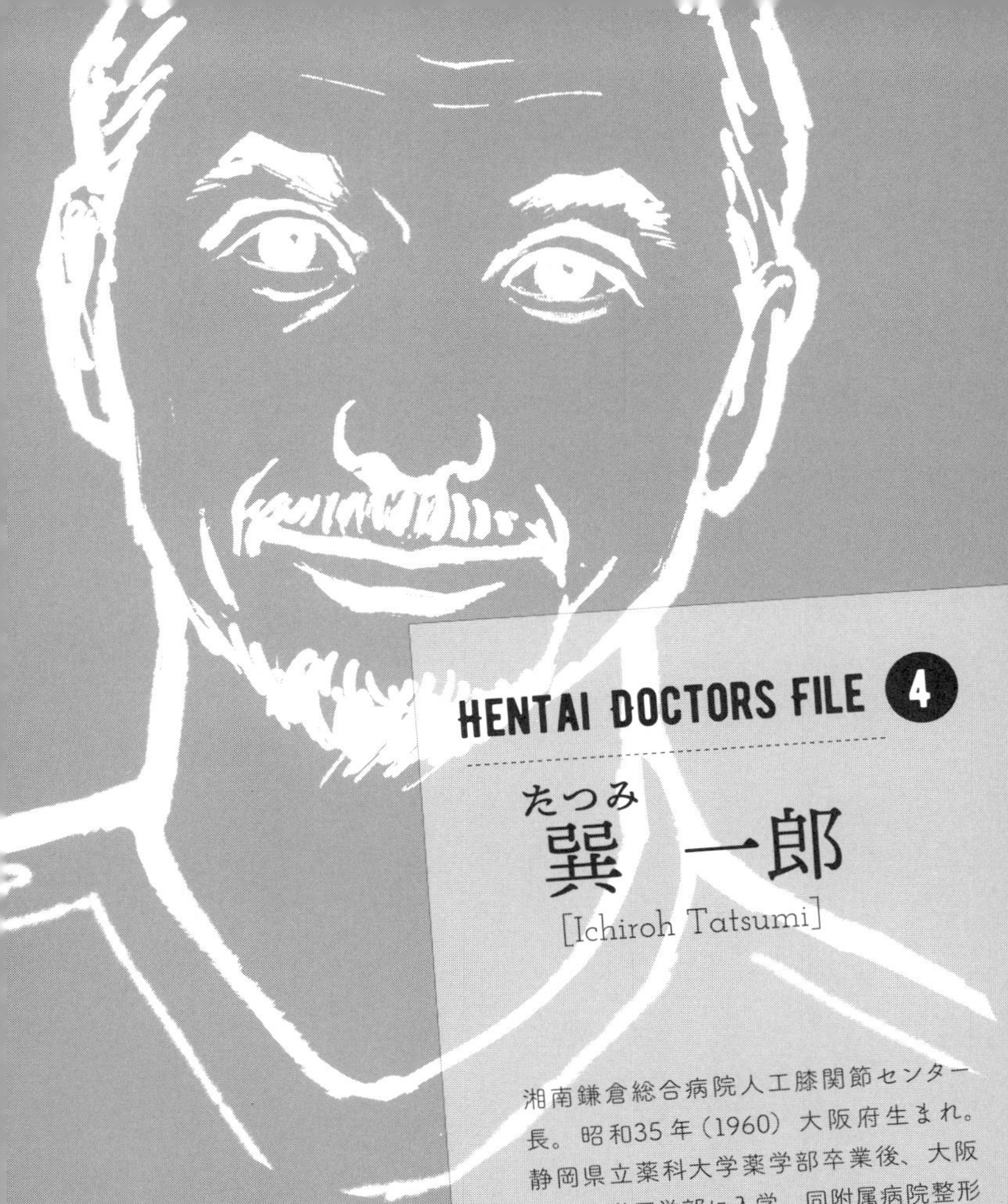

HENTAI DOCTORS FILE 4

巽《たつみ》 一郎

[Ichiroh Tatsumi]

湘南鎌倉総合病院人工膝関節センター長。昭和35年（1960）大阪府生まれ。静岡県立薬科大学薬学部卒業後、大阪市立大学医学部に入学。同附属病院整形外科に入局して整形外科助手に。米国（メイヨー・クリニック）と英国（オックスフォード大学整形外科）に学ぶ。人工膝関節手術の常識を変える「筋肉を切らない・傷口の小さい」手術の開発実施、「半置換術」の積極的導入など手術の負担を軽減し回復を早める。

ヘンタイドクターズに一問一答

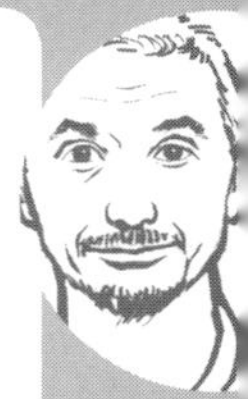

ドクターになった理由は？

手塚治虫の漫画、『ブラック・ジャック』と『火の鳥』を子どもの頃に読んだのがきっかけ。

自分の〝ヘンタイ度〟はどんなところ？

世間の常識から逸脱しているところ。

目に見えない世界を信じる？そのきっかけになったのは？

「目に見えない世界を信じる？」という問題ではなく、「目に見えない世界」は意識の世界でこちらが本物。現実世界は意識の世界の投影でありフェイクです。

先生にとって「命」とは？

この三次元に生まれてきてから、死ぬまでのプロセスが「命」。

人生のミッションは何？

宇宙人との約束である「生命を尊重し、他人の意思を尊重し、お互いの霊性が上がるような生き方をして、それを伝える」ことを果たす。地球人全体の霊性を上げて、早く宇宙の魂と交流ができるように協力したい。

ヘンタイドクターズの一員としてのミッションは何？

ヘンタイ＝常識から外れていること。現在の地球の常識は、銀河の非常識。編纂《へんさん》され刷り込まれてきた間違った歴史、分断され改変され症状しか直さない医学。洗脳のためにいじられた音楽。歴史書は勝者の歴史というが、ピラミッドの頂点にいいように教育されてきた。地球ではヘンタイドクターズと協力し、地球の準ヘンタイから目覚めを手伝い、完全に洗脳されてしまった地球の常識を戻すこと。

現代医療の在り方やその制度について一言

現代医療のシステムは、オリオンから来たレプティリアンたちに好き放題にされてしまった。そこで、医療の在り方として本質的・根本的なアルクトゥルス型の医療に戻す必要がある。

今、一番興味があることは？

僕たちはまだまだ自分の身体のことを知らない。絶食をすると細胞が回復モードになるという論文が出たが、犬や猫は我々よりもそんなことはちゃんと知っている。現代医学が知らない我々の身体のことをもっと研究し、魂の乗り物としての身体を良い状態に保てるようにしたい。

ヘンタイドクターズから 巽先生について一言

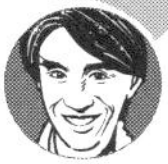

秋山先生から一言

真理の探究や真実の愛の実現のためには、勇気果敢で自らの身を顧みず飛び込む勇者であり、お持ちのエネルギーの繊細さ、シャープさ、力強さには脱帽で心から尊敬いたします。

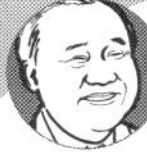

池川先生から一言

私を魂の世界に導いてくれた人。
メンターというか同志のような存在。
現世社会にいるふりをしているけれど、
透明なしっぽが見えている。

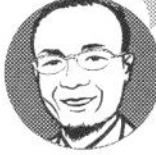

梅津先生から一言

この国の歴史的真実にも
精通されている先生。
手術をこよなく愛するその真摯な姿勢、
真実を探求する視点、
そして大勢に迎合しない
その精神には
魅了されてやみません。

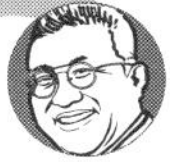

ドルフィン先生から一言

不死身。
何かを極める魂の職人。
遊びも、仕事も、
手術も100%という常に魂が
100%オンの人。
現代版、「巨人の星」の星飛雄馬《ひゅうま》。

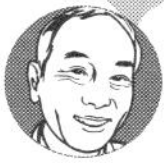

長堀先生から一言

「ピュアな祈り人」兼「敏腕外科医」。

鬼手仏心の体現者。

PART 1

失われゆく日本のDNAを取り戻す時

ヘンタイドクターズに参加した理由

僕は対症療法ばかりの西洋医学が嫌いで、原因療法・根本治療を湘南鎌倉で追求しています。症状だけを治す対症療法が9割を超える西洋医学という常識から完全に逸脱するために、ヘンタイドクターズの一員になりました。今回は根本療法のお話はさておき、予断を許さない緊急な課題を取り上げます。

人間って人の間と書きます。人は、人と人の間で生きています。自分だけ楽しくても、隣の人が泣いていたら楽しくないでしょう？　特に日本人はそんな感覚が強いですよね。地球は学びのために二元性という設定がされています。白と黒、正しいと誤り、天国と地獄、男と女、西洋と東洋などです。

日本人のルーツ

日本人の祖先は、レムリア・ムーを起源とする縄文人の流れを汲んでいます。この種の特徴は太陽や土地、海など恵みを与える環境を敬い祀ってきた、所有意識のない種です。もともと海や土地に所有者はありませんよね。

二元性における縄文人の対極は、アトランティス、欧州から大陸を渡って渡来した弥生人です。この種はピラミッド・ヒエラルキー構造が特徴で上下関係を作ります。頂点は王様で底辺は奴隷です。日本に所有意識を導入した種です。現代の日本人は、この縄文と弥生の混合種です。

原初の耶馬台国には縄文人だけが存在していて、自然界そのものが神でした。そこへ所有意識を持った弥生の民が縄文の地を奪いに来ました。混血するのが嫌な縄文純血は、北へ逃げてアイヌ民族になり、南へ逃げた人たちは琉球人に、その他の人々は日本列島の高い山々に逃げたそうです。それ以外の平野部に残った多くの人々は弥生との混合種となり、その神々はお名前のついた彼らの祖先に変えられました。

〝道〟の精神が薄れゆく日本

日本には昔から柔道、剣道、合気道、華道、茶道など〝道〟という名のつく文化が根づいていました。アップル社の元CEO、故スティーブ・ジョブス氏は日本びいきで、この〝道〟や禅を学ばれました。僕は小学生の頃は警察剣道へ通っていました。誰もいない道場へ入る時も、その場にまず礼をして入ることを教えられました。最近では、これらの〝道〟の精神が教えてきた意識が日本人の間でも薄れてきて、自分のために国を売ってしまう個人が出現しました。悲しいことですね。

縄文と弥生、その原点はムーとアトランティス。どちらが良いとか悪いということではありません。学びのために、この二元性が設定されています。そして多くの魂が、どちら側にも生まれ変わって、経験を積んできたのです。

キーワードは日本人のＤＮＡ

しかし、大きな問題はアトランティス・チームに後から入った極悪の種です。つい最近までの弥生系ピラミッドの頂点の存在たちのことです。彼らはイルミナティ、闇の勢力、カバール、アルコン（イタリア語で支配者）などといろいろな名前で呼ばれてきました。

ここのトップは、多くの人間に朝9時から夕方5時までの労働を強いて、世界中の富を自分たちのもとに集めました。自分が楽しんでいるだけでは収まらずに、最近では、なんと世界中で人口削減までをはじめていました。その手段として、不妊症や発がんを誘発する遺伝子組み換え食品に、飛行機雲のようなケムトレイル。さらには、エイズウイルス入りのワクチン注射に、除草剤や農薬とセットの種子など。それらに対して、今すぐに対策を打たないと、子どもたちに残す日本どころか地球が無くなります。彼らは、陰謀論などという言葉を作り出し、世界中のマスコミを操作して、ピラミッド下層の我々労働者層を洗脳してきました。そろそろ彼らによって作り出された洗脳（マトリクス）から目を覚まし、元の美しい地球を取り戻す時です。

人と人を比べる競争社会、お金のシステム、巧妙に作り上げられた現代社会の常識は、すべてアルコンが富を独占するためのものです。そんな現代社会の常識から逸脱したという意味で、僕は「変態《ヘンタイ》」いう言葉を受け入れたのです。ヘンタイドクターズは、アルコンの作り出した常識・マトリクスに左右されず、人と人が楽しく魂を成長させる地球を取り戻すことを目指します。そのための鍵は、縄文日本人が未だに保持している遺伝子（DNA）なのです。

日本では、最古の医学書である『医心方《いしんほう》』という本が平安時代に編纂《へんさん》されていました。農業に関しても、まったく肥料や農薬を使わず、植物のエネルギーを目いっぱい取り入れられるものが江戸時代には完成していました。現代社会の医学・農業はアルコンらによって程度の低いものに書き換えられてしまったのです。温故知新、今こそ、失いつつある日本人のDNAを我々は取り戻す時が来ています。

PART 2

今、日本の水と農業を守り抜くために

失ってはいけない水

今、あなたが毎日使っている水道水が危ないと言われたら?

そう、昨今の緊急課題は、日本でもはじまろうとしている水道の民営化です。水は命の根本ですから、これだけは絶対に守らないといけません。民営化したら、経営が良くなるって?

アホか!(^^;)

世界中に水道を民営化して失敗した国がゴロゴロあります。水道管は朽ちていくものです。人口が少ないから、経営がなり立たないからといって、水道管を交換しないでいたらどうなりますか? これだけは国の仕事です。たとえば、民営化後に経営コストばかり追いかけてペストが発生し、たくさんの人が死んだ国があります。水道料金が数倍になった国もあります。日本の政治家たちは、もっと世界を見て勉強をしてください。

海外の水道は民営化から再び公営化の流れに

具体例を挙げれば、パリでは民営化によって１９８５年から２００９年の間に水道料金が約3倍になり、結局、２０１０年に再び公営化に戻しますが、違約金を企業に払いました。ベルリン市でも一度民営化をした後、２０１４年に再公営化するも、売った民間企業から運営権を買い戻すために13億ユーロ（約１６９０億円）という膨大なコストがかかりました。その費用は、売った議員のポケットマネーでなく、国民の税金で買い戻したわけです。ブルガリアのソフィア市では再公営化の動きがあったものの、多額の違約金の支払いがネックでストップ。南アフリカでは水道の民営化後に水道代がどんどん上がり、貧困家庭の多くが水道代を支払えず、汚染された川の水を飲むなどして20万人以上がコレラに感染。結局民営化された水道は再び公営に戻されました。このような世界に１００ほどある先例を勉強もせず、日本の水道を民営化する理由は何ですか？

役に立つはずの〝お役人〟が国を売る!?

「お役人さん」という言葉は、昔の日本では文字通り、「人のお役に立つ人」という意味でした。でも、最近のお役人さんは、自分の懐ばかり考えて国を売っておられる人もいる。どんどん外国の資本が日本に入ってきて北海道や長野の水源地を失っています。

そんなお役人さんが、どれだけの業を今生で溜め込まれたのか他人事ながら心配です。日本を売ってしまったお役人さんは、これからでも遅くないから、自分のされたことを生きているうちに謝られて、人のためになることをして、「ありがとう」と言われるような人に戻ってください。そんな徳を積んでください。今ならまだ遅くない、まだやり直せます。間に合わないと、大変なことになります。

それから、郵政を民営化したら公務員を20万人近く削減できて税金がこれくらい減る、とか言っておられたハンサムな議員さん。僕は信じていたんですよ。まったく効果は出ていないのではないですか？　今では郵便局の保険は、ほとんど米国生まれになりました。米国では、郵政はまだ国営です。過疎地と都会で同じサービスを提供するには、国が行うしか仕方がありません。そこに利益追及の民営化はあり得ないでしょう。

一番大切な農業から元に戻す

さらには、「種子法」も撤廃されました。日本人のDNAが守ってきた種を捨てて、各地で海外の種を農薬とセットで買うことになってきています。農家にとっては、害虫駆除が一番大変な仕事といわれています。でも「奇跡のリンゴ」で知られている木村[※1]秋《あき》則《のり》さんに伺ってみてください。木村さんは、肥料も農薬も使わないで、素晴らしく美味しいリンゴを作られています。本当に土を尊敬して守っていれば、虫は出てこないそうです。化学物質を土に撒くと、虫が警告に来てくれるそうです。江戸時代には完成していた農業を守り続けている素晴らしい魂がいます。彼らの仕事を見習いましょう。

日本中の農協（JA：農業協同組合）は農薬の使い方を教え、売っています。そんな中、石川県の「JAはくい」だけは古来の農業を伝えてくれています。それこそ〝ヘンタイ〟農協です。農薬・肥料をまったく使わない、日本の伝統農業を指導されているのです。

この農協のトップを変えてしまわれた偉大なお役人さんが、高野誠鮮《たかのじょうせん》さんです。[※2]インターネットのYouTubeで、彼の素晴らしい講演が聞けますので、ぜひ勉強してみてください。

農薬は一人が撒くのを止めても、その周りで撒いている人がいれば、風に乗って飛んできます。農薬の最大の難点はミツバチが死んでしまうことです。ミツバチが死ぬと受粉ができなくなり、日本の植物の生態系はどんどん変わっていきます。「HoneyFarm」を運営してミツバチの育成に尽力されている船橋康貴《ふなはしやすき》さんは、[※3]ハニーさんと呼ばれています。現在ハニーさんは、山で多くのミツバチが死んで戻れないギリギリのところにまできていることを警告されています。手弁当でミツバチのために世界を駆け巡っておられます。彼にお会いした際には、自然界の発するような素晴らしいエネルギーを感じました。高野さんにはいつかお会いできたらと思っていますが、尊敬に値する行動力です。木村さん、船橋さん、高野さんからは知識を得るだけでなく、行動する大切さを学びました。

……●三次元の世界にいながら覚醒するために

今生きているこの三次元の世界はとても現実的です。死んだときに身体を離れ魂が向かう霊界のことは、お忘れになっている方が多いです。この三次元世界でも、霊界の魂とコンタクトを取れるシャーマンという人種がいます。この人たちは昔からそれをお仕事にされていました。アルコンたちがマスコミを通じて作り上げたマトリクスでは、そんなことを信じる奴はバカだ、迷信だと言われます。この三次元と霊界の二つの世界。本当に大切なのはどちらなのでしょう？

我々が現実だと感じているこの三次元の世界は、霊界の意識の投影であり、本当はあちらが本物の世界です。魂は何度も何度も三次元にこの身体をいただいて転生しているのです。皆、あちらの世界に帰ったら思い出すのです。ふるさとは霊界であり、そこから身体をいただいて三次元に来ているのです。時間が経てば、皆また霊界へ戻るのです。

僕は一度死にかけてこの身体に戻った時、目が覚めました。本当のことに気がついたのです。まだまだ寝ぼけているかもしれませんが、しっかり覚醒していきたいものです。この三次元は一時的な霊界の投影であり、本体は魂にあることに皆が目覚めれば、地球はすぐに変わりはじめます。

日本人の縄文ＤＮＡは、地球上で最もこの星に親和しており、世界の目覚めを誘導するお役目があると思います。誰の中にも弥生ヒエラルキーは残っています。それを俯瞰して、縄文意識に目覚めはじめると変化は起こります。目覚めた人から、覚醒の波を広げていきましょう。

＊1
★木村秋則さん
「木村秋則オフィシャルHP」
http://akinori-kimura.com/

＊2
★高野誠鮮さん
高野誠鮮の開星塾 プロローグ
第三部 「自然栽培という希望」
https://www.youtube.com/watch?v=CIYWqkMBvIM&t=162s

＊3
★船橋康貴さん
「一般社団法人ハニーファーム」
http://honeyfarm.jp/

Talk 7

命 Inochi のミクロな世界

池川明

×

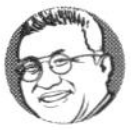

ドクタードルフィン

◎受精する女王様を応援する他の卵子たち

池川 先ほど、受精する精子と卵子は決まっているという話をしましたが、**卵子って一度に20個くらいあるうち、受精する〝女王様〟の卵子が生き残るために、すべての他の卵子たちは死んでいく**んですね。少し詳しく説明すると、まず、卵巣の中に卵子の元になる「原始卵胞」というものがあります。女性は、おぎゃあと生まれた時点でこの原始卵胞が２００万個くらいあるのですが、初潮がはじまると30万個くらいにまで減ってしまいます。この原始卵胞は、排卵する前に１０００個が1チームをつくります。そして４か月かけて約20個に絞られて、最終的に排卵される１個の卵子が選ばれます。この時期を変えたチームが同時に6チーム卵巣に存在することになるのです。

受精をめざすプリンセスエッグとサポーターになる1000人のエッグシスターたちのチーム

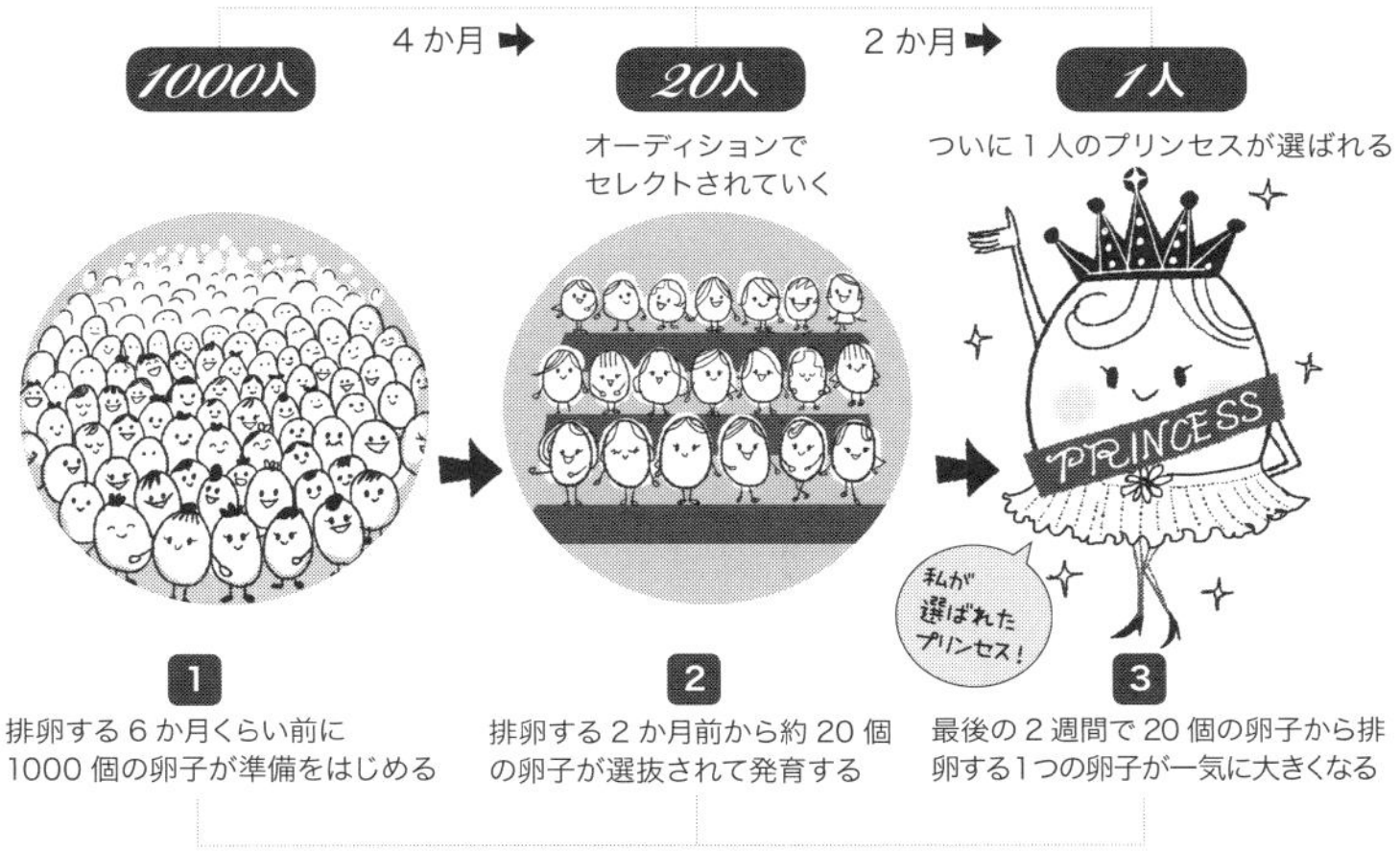
4か月
2か月
1000人
20人
1人
オーディションでセレクトされていく
ついに1人のプリンセスが選ばれる
PRINCESS
私が選ばれたプリンセス！
1
排卵する6か月くらい前に1000個の卵子が準備をはじめる
2
排卵する2か月前から約20個の卵子が選抜されて発育する
3
最後の2週間で20個の卵子から排卵する1つの卵子が一気に大きくなる

1つのチームの動き

最初のAチームがダメだったらBチームへ、そしてCチームからFチームまでの合計6チームが順番にリレーでつないでいきます。そして、Aチームが去れば、新しくGチームが繰り上がって登場しながら常に6チーム体制でいるのです。そして、ダメだったチームの卵子たちは、「次のチームの人たち、頑張って！」と応援しながら、子宮内膜を厚くしたりして母体が妊娠するように頑張るのです。つまり、**自分は死んでいく運命でも、次のチームの女王様が妊娠できるように応援する**のです。

ちなみに、この原始卵胞は最後に2000個になったときに、月経が止まると言われています。また、活性酸素などが原因で傷つくと排卵しなくなることもあります。年齢の問題だけではなく、ストレスや化学物質、放射能なども原因で減っていくのです。

ドクタードルフィン まさにミクロのマジカルワールドですね。

池川 **精子の方も、一匹の精子が最後まで到達するために残りの精子たちが道をつくる**のです。というのも、途中で通路を妨害する白血球に飛び込んでしまって、精子は白血球に食べられちゃう。そうすると、残りの精子たちは、その邪魔者を避けるようにして、最後に王子様になる精子のために「王子様どうぞー！」みたいに道をつくるのです。それはまるで、**その他大勢の精子たちが王子様にレッドカーペットを用意するような感じですね。そんなことを毎回やっている**んですよ。

◎脳がない細胞は叡智とつながっている

ドクタードルフィン　なるほどね。たとえば、腸内細菌や細胞レベルの存在などは集合意識で情報を共有しているんですよね。あなたは自分であり、自分はあなたであるということ。こんなふうに、集合意識が発達しているのは脳を持っていないからです。だから、叡智をそのまま使えるんですよね。**精子、卵子も脳を持っていないから叡智そのものの動きをします。一言で言えば、ピュアでシンプル。エゴがない。そして、自分があなただから、自分のことのように相手を助ける**んですよね。

池川　ミクロな世界は、脳がないからこそ叡智と共にあり、常にベストな動きをしようとしているのですね。ところで先ほど、ＤＮＡに情報があってもそれをオンにしなければ、その情報は稼働しないという話をしていましたよね。たとえば、ダウン症として入ってくる魂などは、魂からすれば、そこに障害という認識はないんです。たとえば、その子のお母さんになる人に笑顔がないので、お母さんを笑顔にするためにはどうすればいいだろう、というところからの選択肢だったりするわけです。**ダウン症として生まれた魂の母親になる人は、ダウン症の子どもの親になることで笑顔が増える**のですよ。ですから、遺伝子の中に障害を作る因子があったとしても、その機能がＯＦＦになっていれば異常な蛋白はできないので、異常は生じにくいと思います。

ドクタードルフィン　そもそも、シリウスでは正常・異常という考え方がないですからね。そこが地球教育の一番悪いところですね。たとえば、ダウン症の方などは瞳がキラキラと輝いていたりするし、素直さなども、とびぬけていたりしますね。

池川　学校ではクラスにダウン症の生徒が一人いることで、クラス全体が思いやりのあるまとまりのいいクラスになったりするらしいですよね。その子も皆と一緒に自然に育ち成長できたりするのです。でも、その子どもを障害を持つ生徒のための特別なクラスに入れてしまうと、普通と違うという区別をしてしまうことになるから、逆に差別をされてしまったりする場合もあるのです。

ドクタードルフィン

大事なことは、素粒子の理論ではエネルギーというのはポジティブとネガティブの両方が必ず存在していて、この二つがバランスを取って存在しているということ。つまり、私たちは生まれた時から、ポジティブ、ネガティブの両方を持っているのです。**どんなエネルギーにも、常に同時に両方が存在している**ということ。**でも地球人のモノの見方は、悪い方を見ていると、いい方が見えないし、見ようとしない。**実は、この二つは、ほぼ50対50に近い在り方をしているのです。ポジティブが90で、ネガティブが10などの関係性ではないのです。特に、急速に変化ができるのが51と49の関係性ですね。だからもし、ポジティブが51だったら、急速にいい方に向かうし、ネガティブが52でポジティブが48なら融合せずに逆に争いになってしまう。それくらい両者の関係は繊細なのです。

ダウン症の魂は、自分が障害児だと呼ばれることをきちんと理解しているし、同時に、賞賛されるべきものが自分にもあるということを知っているのです。だから、その隠れている部分を伸ばしていこうとする教育をすることが大切ですね。

池川

そのとおりですね。もちろん、このことは障害を持って生まれてくる人だけじゃなくて、すべての人に言えることだと思いますよ。

ドクタードルフィン

つまり、**今、ダメだダメだと言われている人ほど大きなチャンスを持っている**のです。

池川　そんな自分のことをダメだと思っている人がこのことに気づいて、やる気満々になってくれるといいですね！

FROM HENTAI DOCTORS

命のトリセツ 7

脳がない細胞たちは、
集合意識で情報を共有しながら
常に最高最善の動きをしている。

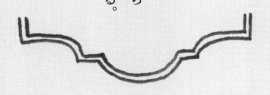

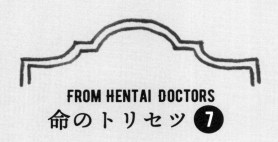

HENTAI DOCTORS FILE 5

∞ishi
ドクタードルフィン
松久 正
[Tadashi Matsuhisa]

鎌倉ドクタードルフィン診療所院長。日本整形外科学会認定 整形外科専門医。日本医師会認定健康スポーツ医。米国公認ドクターオブカイロプラクティック。慶應義塾大学医学部卒業、米国パーマーカイロプラクティック大学卒業。地球社会と地球人類の封印を解き覚醒させる使命を持つ。自身で開発したDNAビッグバンという超高次元DNA手術（松果体DNAリニューアル）やセルフワークにより、人生と身体のシナリオを修正・書き換え、もがかずに楽で愉しい「お喜びさま」「ぷあぷあ」新地球人を創造する。高次元シリウスのサポートで完成された超次元・超時空間松果体覚醒医学∞ IGAKUの診療には、全国各地・海外からの新規患者予約が数年待ち。

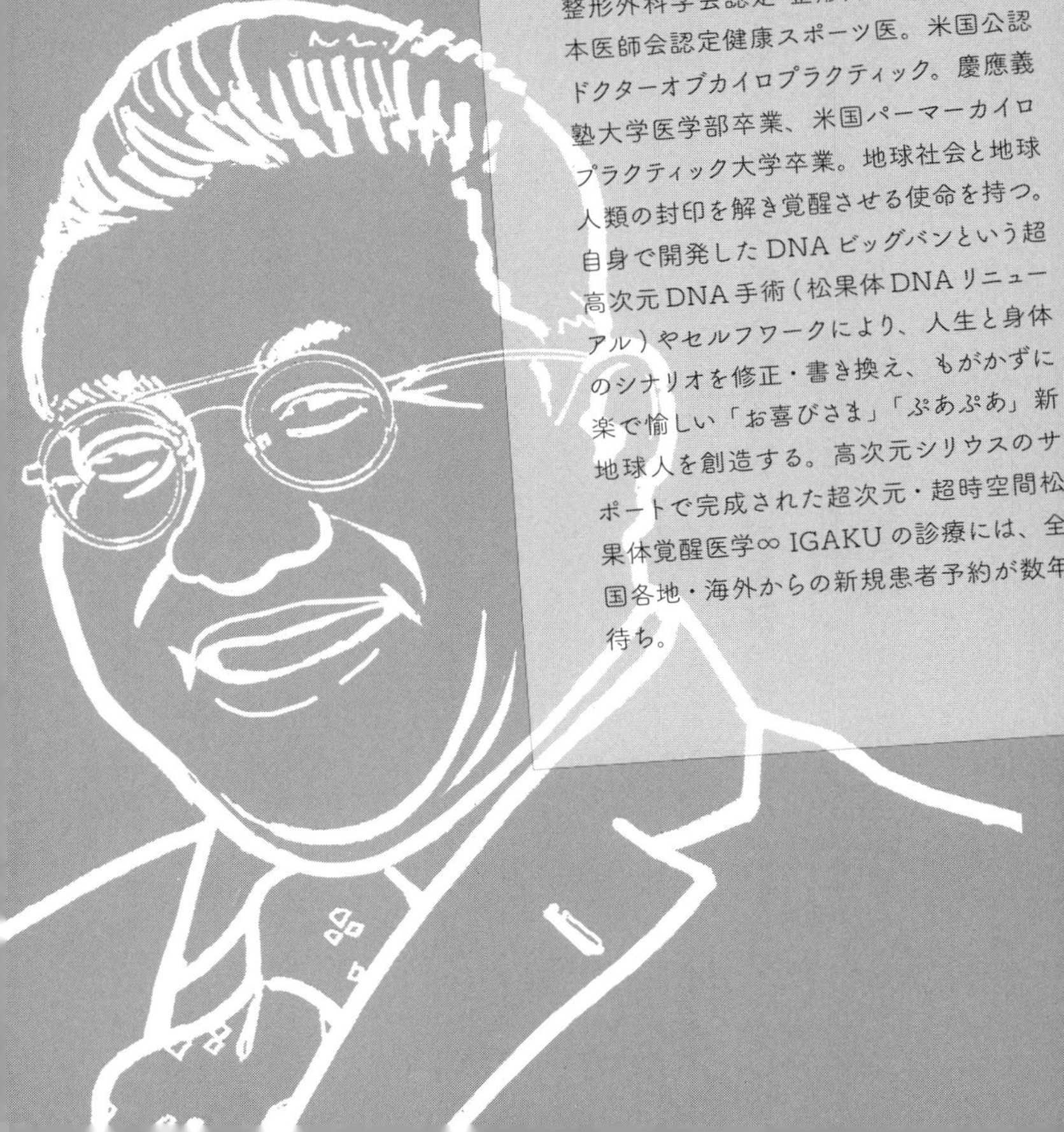

ヘンタイドクターズに一問一答

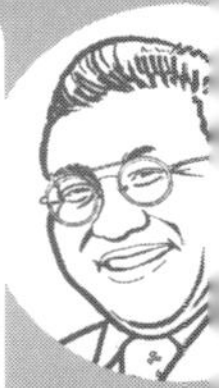

ドクターになった理由は？

地球と人類を覚醒させるため。

自分の“ヘンタイ度”はどんなところ？

すでに、自分のすべてが宇宙の果てまで飛んでいっているところ。もう、今の自分は〝無〟になっている。

目に見えない世界を信じる？そのきっかけになったのは？

もともと自分にとっては、目に見える世界は偽りで、目に見えない世界しかなかった。それでも、この社会で生きるために、目に見える世界での自分を演じてきた時代もあった。けれども、あるときから正直になり素の自分で生きるようになった。

ヘンタイドクターズの一員としてのミッションは何？

常識と固定観念に毒されてきた地球人に「すべてを捨てて、ヘンタイたれ！　目覚めろ！」ということをドクターの立場から発信すること。そして、どんな職業の人でもヘンタイになっていいんだということを、まずは、ドクターから皆さんにお見せしたい。

人生のミッションは何？

魂が生まれた故郷に帰るお手伝いをすること。つまりそれは、地球上のすべての存在に無条件の愛をお届けする、ということでもある。

先生にとって「命」とは？

永久不滅の振動するエネルギー。

ヘンタイドクターズに一問一答

現代医療の在り方やその制度について一言

現代医療に携わる人たちにはヘンタイ度が足りないし、ヘンタイ化できない制度になっている。

今、一番興味があることは?

大宇宙空間にぷあぷあと浮いていること。

ヘンタイドクターズから 松久先生《ドクタードルフィン》について一言

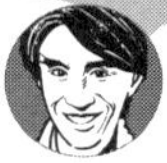

秋山先生から一言

病や悩みで困っている人たち、
傷んでいる地球に対する思いやりの深さ、
愛情深さはまさに超ドヘンタイ級。
情愛の世界チャンピオン、宇宙チャンピオンと思います。
見た目の豪快さと内面の繊細さのギャップも
ドルフィン先生の大きな魅力の一つだと思います。

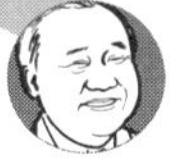

池川先生から一言

想像がつかないほど規格外の人。
普通の人とあまりにも違うので、
普通の人はついていけないかも。
でも、話すととても面白くて
その違和感がたまらない。

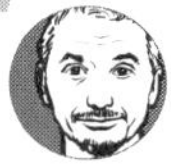

巽先生から一言

子どものように
ピュアな魂の持ち主。

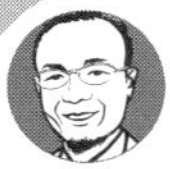

梅津先生から一言

あまりにも博学。
過去に学んだことをくまなく覚え
理解しておられ、即座に目の前に
起きている現象と紐付けできるのは
稀《け》有《う》な能力。エネルギーワークにも
精通されているのも素晴らしい。

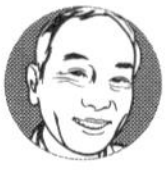

長堀先生から一言

医学界でのキャリアを捨て、グリーンカードも捨て、
ひたすら「ぷあぷあ道」を伝える魂の伝道師。

今、ドクター《医師》の壁を超えて広がるヘンタイ化の波

……●博士としてのドクターの保江邦夫先生との出会い

うれしいことに今、ヘンタイドクターズの仲間の輪がどんどん広がっています。

もちろん、医療に携わる医師としての〝ドクター〟としての新しい仲間たちは増え続けているのですが、最近では、医療の世界からだけでなく、いわゆる博士としての〝ドクター〟のお仲間もどんどん増えてきています。

その一人がＵＦＯや地球外知的生命体にも詳しい理論物理学者の保江邦夫先生です。

保江先生は、数理物理学・量子力学・脳科学などサイエンスの分野でも世界的にご活躍されてきた方として知られていますが、同時に合気武術の達人でもあるお方です。

また、キリスト教に由来のある冠光寺眞法にもとづく柔術護身技法を全国各地で指南したり、伯家神道の伝承者でもあるという多岐にわたる活動をこなしていらっしゃるスーパードクターなのです。


そんな保江先生と私がついに対面する日がやってきました。

私たちは初めて会ったばかりなのに、まるで旧知の仲のように語りはじめました。

それもそのはず、保江先生によると、私たちはよく10人くらいのグループで一緒にシリウスの宇宙船に乗っているらしいのです。

そんな深いご縁があるからか、ふと導かれるように、私がレムリア時代に女王だった時の話題になった時のことです。

突然、保江先生がぐぐっと前のめりになられたのです。

そして、それまでのざっくばらんだった口調ともガラリと変わって、こうおっしゃったのです。

……レムリアの女王の側近だった保江先生

「やっぱりそうでしたか。ドルフィン先生がレムリア時代に女王様でいらっしゃった時に、私は第一の側近としてお遣いさせていただいていたのです。レムリアは愛と調和にあふれた時代が長く続いていました。けれども、次第に民たちの妬みと嫉妬のエネルギーがどんどん大きくなってしまい、女王様が妬みと嫉妬によって苦しむようになってしまいました。そして、ついに女王様は身を以て島と共に沈むとおっしゃるようになりました。私はそれを何度もお止めしたのですが、女王様の意思はとても強く、私の説得に耳を貸そうとしません。そこで、私も女王様と一緒に海に沈むことにしたのです。そして、女王様の魂を金星にお連れして、お逃がしさせていただいたのです」

なんということでしょうか。

保江先生が語るレムリア時代の記憶に、私もしばし時を超えて二人でこの時代に再会できた奇跡を喜び合いました。

その後、続々と私たちの記憶がよみがえってきました。

私たちは、レムリアだけでなくさまざまな時空を超えて常にパートナー的な立場にあったのです。

たとえば、高次元シリウスでは保江先生は宇宙総司令官でいらっしゃいました。

保江先生は、宇宙全体を統括する宇宙連合の総司令官だったのです。

そして、その時私はレムリア時代とは反対に、私の方が保江先生をリーダーと仰ぐ立場にありました。

私はシリウスの司令官だったのです。

私たちがここで再び出会ったのも決して偶然ではありません。

あの時、愛と調和のパラダイスだったレムリアの悲しい結末を今、この時代で決して繰り返さない。

そんな決心を新たにするために私たちは再会したのだと思います。

こんなふうにヘンタイの輪はどんどん加速しながら広がっているのです。

ヘンタイ化は大人だけじゃない ～高次元チルドレンの登場～

また、ヘンタイの輪は小さな子どもたちにも広がっています。

私はそんな子どもたちのことを〝高次元チルドレン〟と呼んでいます。

私はよく講演などで皆さんに「地球はあなたの魂の劇場です」という表現を使いながら、「それぞれの魂が自分を進化させる目的のために、地球という大劇場にやってきた」というお話をしているのですが、それとまったく同じことを小さな子どもが言うのです。

「地球に生まれてきたのは、お芝居をするためなんだよ」


こんな発言こそ、覚醒していないと出てこない言葉ではないでしょうか。

そうなのです。私たち大人だけなのです。

自分で悲しみや苦しみ、困難や挫折を設定してきたのに、それらに振り回され翻弄されているのは。

ちなみに保江先生にもそんな高次元チルドレンたちのお話をしたら、「美しいお話ですね。そんな目覚めた子どもたちが現れてきているのですね。地球の未来も安心ですね」とおっしゃっていました。

これまで、スピリチュアルの世界では宇宙からライトワーカーとしてやってきたインディゴチルドレンという世代、その次の世代であるレインボーチルドレン、そしてその次のジェネレーションはクリスタルチルドレンという子どもたちが存在するといわれてきました。

彼らはいわゆる「地球を救いにきた子どもたち」だったのです。

けれども、最近の子どもたちは「宇宙を救いにきた！」と言うらしいのです。

今、大人のヘンタイ化した仲間たちの輪が広がるとともに、高次元チルドレンたちとの輪も広がりはじめたのが、この２０１９年の幕開けと言えるでしょう。

地球にやってきた覚醒した魂のソウルメイトたちと地球というステージで、私ももっと楽しく歌い踊り、そして泣いて笑う魂のシアターを運営していきたいと思っています。

Talk 8

小さな命《Inochi》の不思議

池川明

×

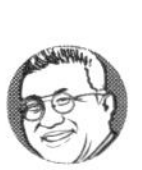
ドクタードルフィン

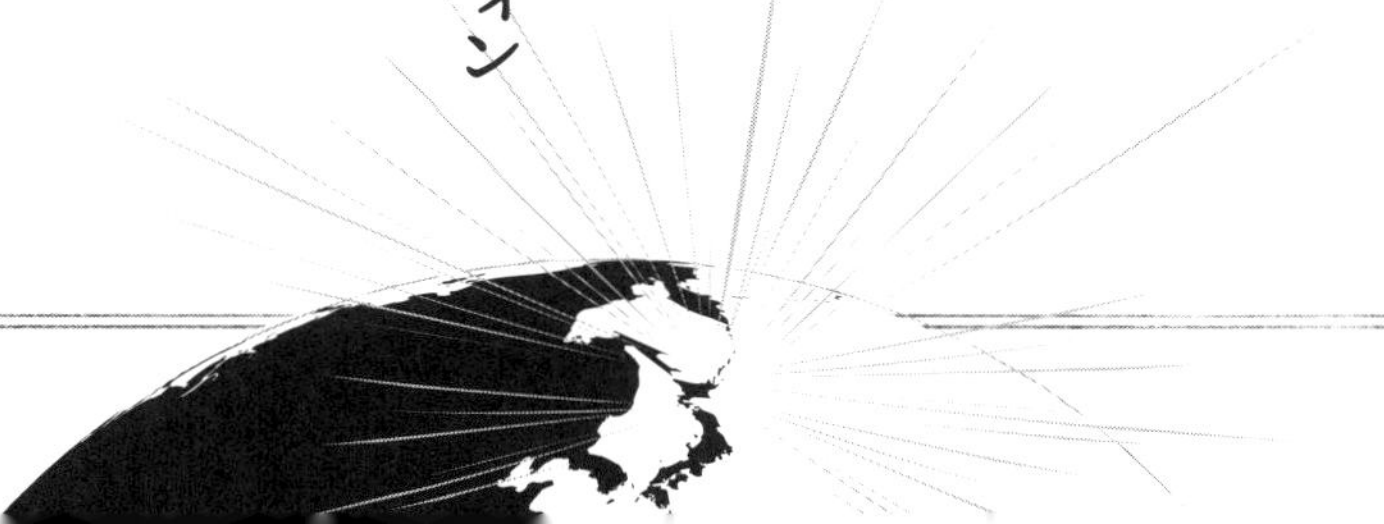

◎赤ちゃんと話す「対話士さん」

池川　長年、臨床に携わってきた中で「不思議な体験があったか？」と聞かれたら、実は、私自身はあまりよくわからないのです。でも、うちの病院には亡くなった赤ちゃんと対話をする「対話士さん」という方がいます。もともとは、生まれたばかりの赤ちゃんと話ができる人がいるといいね、というところからはじまったので当然ですが、まだしゃべることなどできない赤ちゃんとの対話をすることが目的だったのです。でも、あるとき、**対話士さんが亡くなった赤ちゃんとも対話ができることがわかった**のです。

ドクタードルフィン　それはすごいですね！

池川 はい。ある対話士さんなどは、これまで約千人の赤ちゃんと対話をしてきていますが、その中には不思議なお話もたくさんあるんですよ。もちろん、対話士さんという存在は、産婦人科に必ずいる人たちではないですけれどね。やはり、こういったことを怪しいと思われる人もいますから。

ドクタードルフィン **怪しげな世界にしか真実はありません**（笑）。

池川 あるとき、ある患者さんがもうすぐ出産予定日だったのに、お腹の中で赤ちゃんが亡くなってしまったことがありました。その時、「亡くなってしまった赤ちゃんの魂と話ができるといいね」という話になった時に、「私、できます！」と名乗り上げた人がいて、そこからはじまったんです。その人は、それまでまったくスピリチュアルなタイプには見えない方だったのでびっくりしました。でも、彼女は、いわゆるシャーマンやユタ的な存在の人だったんですね。

ドクタードルフィン 興味深いお話ですね。

池川 その方を大きな病院に紹介しようと思ったのです。その時に、その患者さんから「先生ご自身は（紹介するかどうかについて）どう思われますか？」と聞かれたのです。そこで私も「赤ちゃん次第ですね」とお伝えして、対話士さんに亡くなった赤ちゃんの魂と話してもらったのです。こういった**死産のようなケースや、もしくは、流産で亡くなってしまった赤ちゃんとも話ができたりする**んですよ。

ドクタードルフィン その赤ちゃんの魂は、まだ上へ上がっていなかったのですか？

池川 はい、まだ上がっていませんでした。心臓は止まってしまってもまだそこにいたんですね。

ドクタードルフィン　そういった出来事にも、すべて意味があるんですよね。

◎小さな赤ちゃんの崇高《すうこう》な魂

池川　それで、対話士さんがその流産で亡くなった赤ちゃんと話をすることで、いろいろなことがわかってきたのです。まず、お腹の中で亡くなってしまった赤ちゃんは、かつて、過去生においてヨーロッパで魔女だった人生を生きた際に、魔女狩りに遭い火柱にかけられて死んでしまったらしいのです。その時に、流産した赤ちゃんの家族は現場にいたのに、誰も助けてくれなかったとのことでした。周囲にいた人たちは助けようと思えば助けられたのに、我が身可愛さのあまりに、その魔女だった赤ちゃんを見殺しにしたらしいのです。

ドクタードルフィン ほー。すごい話ですね。

池川 そして今、長い時を経て、その時に魔女を見殺しにした人たちが全員集まるのがこの機会だったというのです。実は、私も見捨てた側に居たらしいのです。その時に魔女を見殺しにした人たち、赤ちゃんの両親と私を含めた全員のカルマを一度に解消するために、赤ちゃんが死産という形を取ってやってきた、ということを教えてくれたのです。ちなみに、その子はとてもパワフルで、「私は、皆のカルマをすべて持っていく力がある」と言っていました。

そして、**その赤ちゃんから私にひとつだけリクエストがありました。それは、「も**

う自分は死んでいるけれど、生きている子のように扱ってほしい」ということでした。そこで、すでにその子はお腹の中で亡くなってはいるのですが、陣痛がはじまった時にも、周囲の皆でまるで生きているように「赤ちゃん頑張れ！」と声をかけてね。そうすると、**たとえ生命はなくても、その子が出てきた時に「無事に生まれた！」という喜びの気持ちがあふれてきたのです。皆、悲しいんだけれども、同時にうれしくもあり、そこにいた皆は泣いて笑って、という不思議な状況になりました。**そして、しばらくの間、その子のことをまるで生きているようにおくるみに包んで、皆でだっこしてあげたんですよ……。

ドクタードルフィン それは感動的ですね。

池川 その後、葬儀屋さんがご遺体を引き取りに来られたんです。成人の場合だと、普通は木のお棺になりますが、赤ちゃんの場合はお棺の代わりに段ボールを使用したりするのです。それは、木のお棺の場合は、火力を強くしないといけないので、まだ身体が柔らかい赤ちゃんの場合だと何も残らないからです。でも、段ボールだと綺麗にお骨が残るのです。なので、こちらもきちんと説明をするのですが、ご家族からは「え？　段ボールなの？」などと言われることもあるのです。

でも、その子の場合は、何も言わないのに葬儀屋さんがクーハン（カゴ）を持ってきてくださったのです。そこに納めて、赤ちゃんに帽子を被せて、そして顔には白い布も被せませんでした。きっと知らない人が見た場合、赤ちゃんがただ眠っているように見えたと思いますよ。**その子が伝えたかったメッセージは、これからも流産・死産する子がいたら、自分と同じように扱ってね**、ということだったのです。

こんな体験をすると、私たち大人よりも赤ちゃんの方がレベルが高いんだな、って思うことがありますね。**見た目は本当に小さいけれども、意識は崇高だったりする**

のです。

ドクタードルフィン それこそまさに、**〝高次元ベイビー〟**ですね。

◎人間をスマホにたとえてみる

池川 そうなんです。赤ちゃんも自分の姿を上から見て「芋虫みたいだな」とか思うらしいんです。ということは、**赤ちゃんだって意識と肉体は別のもの**だということです。要するに、**生まれたときに初めて肉体と意識がつながる**のですね。

赤ちゃんはお腹の中にいるときは、羊水の中で自由を感じているらしいのですが、生まれてくると手とか足などが動かない、と焦るようです。それはつまり、意識と身体がつながったばかりだから、まだ慣れていないんですよね。

そう言えば、よくドルフィン先生も歩く時などに「よいしょ、よいしょ」と足を一歩前に出すことさえ面倒くさい、靴を履くことも面倒くさい、とおっしゃっていましたよね。それとなんとなく似ているのかなと思いました。

ドクタードルフィン それは、**地球で重力を体験することによるもどかしさ**ですね。

池川 意識と肉体がつながらない感覚はよくわかります。もちろん、人によって差はあるみたいですけれど。たとえば、スマホの画面には、受信する電波の強さを示すアンテナが表示されていますよね。それと同じで、**私たちの松果体は宇宙とつながっているのですが、アンテナの本数が４本の人もいれば、３本の人もいて、２本の人も**

いるということです。

ドクタードルフィン 実際には、**アンテナが1本も立っていない圏外の人もいる**でしょうね（笑）。

池川 あり得ますね（笑）。そして、同じようにスマホは人間の肉体にもたとえることができるのかな、と。たとえば、私たちが、ある同じ機種のスマホを購入した場合、電源を入れる前の時点ではまだ同じスマホですが、そこに自分の名前を入れてアカウントを登録した時点から、違うスマホになるのと同じ。それぞれが自分に必要なアプリなどを入れて、自分だけのものにしていきますね。赤ちゃんも生まれてきてしばらくは自分の〝使い方〟がよくわからないので様子を見ているのですが、そのうちに、「手が動くようになった」とか「こうすれば首が動くんだ」と少しずつ進化して、ある時点に来ると、おっぱいを咥《くわ》えることができたり、目を開けることができるようにもなるんですね。

ドクタードルフィン　そのスマホ説はよくわかります。たとえば、古いｉＰｈｏｎｅから新しい機種に変更すると、すでにホームボタンがなくなっていたりしますね。これまで使っていたスマホと同じ使い方をしようとすると、最初は戸惑ってしまう。でも、慣れるとだんだんと新しい操作の仕方が自然にできるようになる。新しい肉体に入って来ると、最初は操作方法がわからないのです。でも、身体にもＤＮＡのアプリが入っているから、誰からも教わらないのにハイハイをはじめたり、胃だって食べ物を自然に消化するわけです。

池川　そう。でも、**私たちはＤＮＡがあるからすべてが自動的に動くと思っているけれども、実は情報は高次の次元にあって、身体にそれらをダウンロードしない限り機能しない**のです。だから、身体に障害があったとしても、その部分がオンにならない限り障害は出ないのです。

◎電波を受信するアンテナを増やすために

ドクタードルフィン さらには、そのDNAも書き換えることができますよ。

池川 **スマホで言えばアプリたちが自動更新をするように、私たちもアンテナが4本立っていれば毎晩寝ている時に情報を更新しているの**です。でも、たとえばお母さんが妊娠中にストレスを感じていると、アンテナも3本になってしまい、DNAの振る舞いを変えてしまったりする。それに、フッ素や水銀などで松果体が閉じられると、さらにアンテナが1本閉じてしまったりする。

ドクタードルフィン　スマホのアンテナの本数と電波の関係で言えば、常識と固定観念があるということは、電波が届かなくなるコンクリートの部屋に入ってしまうようなもの。**特に、電波を遮断するコンクリートの壁で一番厚いのが不安と恐怖。その次が不満と自己存在意義の欠如。そして、三番目が愛情の欠如**ですね。

池川　そのコンクリートを私の立場から言うならば、赤ちゃんの入っている入れ物である子宮になりますね。子宮は女性そのものですから、三番目の愛情は母親としての自分への愛であり、赤ちゃんへの愛でもあると思います。

ドクタードルフィン　そして、**四番目の壁は、自己表現力とコミュニケーション力の欠如**ですね。この壁があると、本当の自分を外の世界に見せられません。そして、偽りの自分を生きることになってしまいます。そして最後の壁がエゴになります。実は、エゴという壁は意外と薄いのです。エゴは生きがいや生きる意味でもあるので、多少は高次元ともつながりますからね。

池川 スマホのアンテナが何本立っているかが画面を見れば一目瞭然でわかるように、私たちも自分のアンテナが何本立っているかわかればいいんですけれどね。

ドクタードルフィン そのためにも、**常識や固定観念、恐怖や不安などを打ち破って、コンクリートの壁を崩して外に出て来るしかない**ですね。

FROM HENTAI DOCTORS

命のトリセツ 8

見た目は小さな赤ちゃんだって、
その意識＝魂は崇高。
生まれてきて
意識と身体がつながることで、
人間としての成長がはじまる。

Talk 9

命 Inochi の仕舞い方

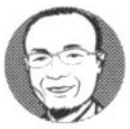

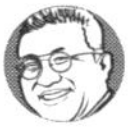

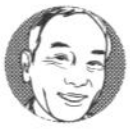

梅津 貴陽 × ドクタードルフィン × 長堀 優

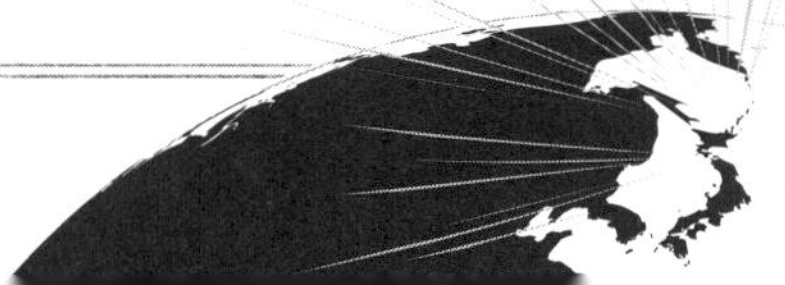

◎人生を生き切れば〝安楽死〟になる

長堀　〝死〟ということを考えたときに、たとえば、安楽死などは常に世間でも議論を呼ぶ問題ですね。でも、**私からすれば自分の人生を生き切ることができれば、それがもう、〝安楽死〟ということ**なんです。だって、苦しいことは何もないんですよ。それなのに、余計な思い込みなどがあるから「つらいから、もう安楽死させて！」となってしまう。

ドクタードルフィン　もともとは、魂のシナリオには、楽で愉《たの》しく地球を去るためのシナリオしかないのです。もちろん、そのプロセスにおいては、もがくシナリオを描いているかもしれないけれど、最後はおだやかなシナリオを描いているものです。

長堀 でも、そうじゃない人もいっぱいいるのが問題なんですよね。

ドクタードルフィン そうですね。特に、**本人を取り巻く周囲の人々の意識が入ってくるとそうなってしまいます。**

長堀 よく次のような質問をされることがあります。それは、「昏睡状態や意識不明などという診断が下された場合、その本人は実際には意識があるのか？」という質問です。たとえば、脳梗塞になったりすると、生命活動はあっても、意識はなくなることも多々ありますよね。そのような患者さんの場合など、ご家族はいくらベッドの傍で話しかけても何の反応もないので、自分たちの声が聞こえているのかどうかなどが気になるのは当然です。

でも、今では**実際に意識を数値やデータで出せる機械もある**のです。それを使えば、きちんと周囲との会話なども可能になる。そういった事実から考えても、**昏睡状態に陥っても、きっとその人の内側にある魂がきちんと周囲で起きることなども理解しているのではないか**と思いますね。

ドクタードルフィン　そう。脳が働いていないと妨害要素がないので、より素直に、ダイレクトに魂とつながれるんですよ。

◎ダイレクトに魂とつながる人たち

長堀　私たちは、**肉体に支配されてしまうほど、魂とのつながりが制限されてしまう**のです。**重度障がいを持っている方などは、身体が不自由なことで身体との結びつきが**

ゆるくなるので、より魂が自由な状態なのです。逆に、五体満足だと身体に魂が張り付いてしまうというか……。たとえば、小さい頃に脳症を患って重度障がい者になった神原康弥《かんばらこうや》君などは、今ではお母さんとテレパシーで会話をしながら、宇宙根源からのメッセージを詩に表現しています。彼は今、スピリチュアルカウンセラーとして活躍していますが、私も彼からいろいろな深いことを教わっているんですよ。

ドクタードルフィン

私たちは地球に入って来るときに、地球での課題を設定してきます。その中には、わざわざ重度の障害を持って生まれてくるケースもあったりします。**魂は自分にとって最も学べる環境を設定してきますからね。**たやすく生きられる選択だってあるのに、**あえてチャレンジを必要とするような生き方を選ぶ勇気のある魂だってある。**そしてその魂は、自分の選択のままに生きようとしているのに、周囲が「かわいそう」とか「大変ね」という目線で見ることで、学びのプロセスが邪魔されてしまう。そういう意味でも、その選択を周囲も讃えながら接することができる環境だったらいいのに、と思うわけです。

実際に、そんな方たちの多くが全国から私のところにもやってきています。その方たちも最初は、「治したい」という気持ちばかりが強いのですが、診療を進めるうちに少しずつ変わってきます。たとえば、まったく笑わなかったような患者さんが少しずつ笑ってくれるようになったり、目を合わせてくれなかった患者さんが目を合わせてくれるようになったり……。そのうちに、親御さんの方も「うちの子が、だんだんおだやかになってきました」と言いはじめます。当初は、親御さんの方も自分の子を治すことだけしか頭になかったのに、その気持ちにも変化が起きてきて精神的にも余裕が出てくるのです。こんなふうに**親子で少しずつ楽に生きられるようになってくると、親も子どもも、おだやかになっていきますね。**

長堀　それは、素晴らしいですね。自分の親に気づきを与えるためにそのような状態で生まれてくる子どももいますから。だから、**いろいろな所に通ってその子の症状が治っても、親が気づきを得ない限り、また、元の状態に戻ったりする。**でも、子どもが病気を持って生まれてきた意味に親がやっと気づいた時に、その症状が消えていくこともあります。

◎命は長さではない

ドクタードルフィン　わかります。それに、**命の考え方にしても、命は長い・短いという尺度で測るものではありません。長生きをすればいいという問題でもない**のです。魂の中には、今生は効率よく学んで早く終えたい、という魂だってあるのです。それを余計な治療で妨害したりしてね。本来なら、魂の方はあるがままのシナリオを生きたいのに。

長堀　そうですね。実は、**そういうことを一番わかっていないのがドクターだったりするんですよ。その次が患者さんの家族**ですね。本人にはもう意識がなくなって、もうご本人はあちらへ逝きたいのかもしれない。それなのに、次から次へと別の病院を探したりする。そんなときには、私も患者さんのご家族に「何もしないという選択肢もありますよ」と伝えることもあります。

ドクタードルフィン　先日、『プーと大人になった僕』というディズニー映画を見たのですが、この映画には「何もしないという選択こそが幸せになれたりする」という学びがありました。もちろん、「何もしない」というのは、知らんぷりをするということではなくて、**魂が望むことを尊重する**ということです。**生命とは魂が螺旋《らせん》振動している活動のことであり、身体は学びのためのツールとして持ってくるもの**です。だから、ツールがなくなっても学びは続くんですよね。生命は身体があってのもの、というものではないのですから。

長堀 もちろん、それを理解できる人もいますよね。患者さんのご家族に伝えると「そんなふうに言っていただいたのは初めてです」とか「(意識のない)うちの親父も、(意識のある時は)そのことをきちんと理解していました」という人もいます。

◎本人も家族も納得のいく命の仕舞い方とは

梅津 実は、うちの母親がまさにそのパターンだったんです。昨年、脳血栓になり、その後亡くなったのですが、意識がなくなって、担当医から意識はもう回復することはないだろうと言われました。じっくりと判断する時間もなく、胃瘻《いろう》を選択することになったんですね。その後、病院から施設に移った後は母親に会いに行くたびに、「母さん、ありがとう」という言葉をいつも隣で語りかけていたんです。母親の方は、尿路感染症で熱も下がらずに唸《うな》っているような状態でしたが、そうやって語りかけていたからか、亡くなった時も私自身も後悔はなかったんです。母親も納得してくれていたんじゃないでしょうか。

長堀 もちろん、お母さまはきちんと梅津先生の声が聞こえていたと思いますよ。

梅津 実はお恥ずかしい話なのですが、うちの両親はいわゆる仮面夫婦だったんです。父は父、母は母で自分の好きなことをそれぞれにやっていました。母は病床でも最後まで、「もっと旅行に行きたかった」とか「もっと遊びに行きたかった」と人生に執着して恨み節でした。でも実際には、母親は金銭的にも恵まれて自由な時間もあり、世間から見たら充分に人生を満喫できていたと思うんです。なので、意識を失ってから見舞いのたびに、「母さんの人生はとても充実していて、楽しい人生だったと思うよ」と伝え続け、気持ちを穏やかに過ごせるように働きかけていました。

ドクタードルフィン　**最後におだやかでやさしいエネルギーで逝かれると、家族にも悲しみがない**ですよね。

長堀　**人間の最後の場面というのは大事**ですね。

梅津　確かに母親は、最後には自分でも自分の人生に納得できていたようでしたね。その後、葬儀を済ませて父母両方の位牌の入った仏壇を我が家に持って来た瞬間に、室内の照明がチカチカと点滅したんです。もちろん、科学的にはそんなことはあり得ないはずですが、家族が全員一緒に一つ屋根の下に住むことができるということに両親が喜んだのではないかと思えました。つまり、家族が一緒にいられることこそが幸せなんだと気づいてくれたと言うか……。最後の最後に、母も父も、今生での学びをしっかりと終え、来生へと旅立つことができたんだと感じました。

また奇《く》しくも、母の命日は5月5日の「子どもの日」になりました。それは、私にとっての大きな気づきというか学びにもなりましたね。母は私を愛してくれていたんだなと思えたのです。また余談ですが、胃婁で16年間寝たきりだった父の命日は、私が開業してちょうど10年目のその日だったんです。それもまた、10年間は不出来な私を見守ってくれていたんだと思いました。そんな偶然も、不思議と自然に受け止められるようになりましたね。

長堀　ご両親が送ってくれたサインをきちんと受け止められたんですね。素晴らしいですね。

FROM HENTAI DOCTORS

命のトリセツ 9

魂は、ただ描いてきたシナリオを
生きたいだけ。
本人だけでなく家族や周囲の人、
ドクターも含めて
命を「長い・短い」の尺度で
考えないこと。

HENTAI DOCTORS FILE 6

長堀 優

[Yutaka Nagahori]

一般財団法人育生会横浜病院院長、群馬大学医学部卒業、研修医を経て昭和60年（1985）横浜市大消化器腫瘍外科学教室に入局、平成5年（1993）ドイツ・ハノーファー医科大学に留学、横浜市立みなと赤十字病院外科部長、横浜船員保険病院・副院長などを経て、平成27年(2015)4月より現職。日本臨床外科学会評議員、日本外科学会指導医、日本消化器外科学会指導医、日本ホリスティック医学協会理事。

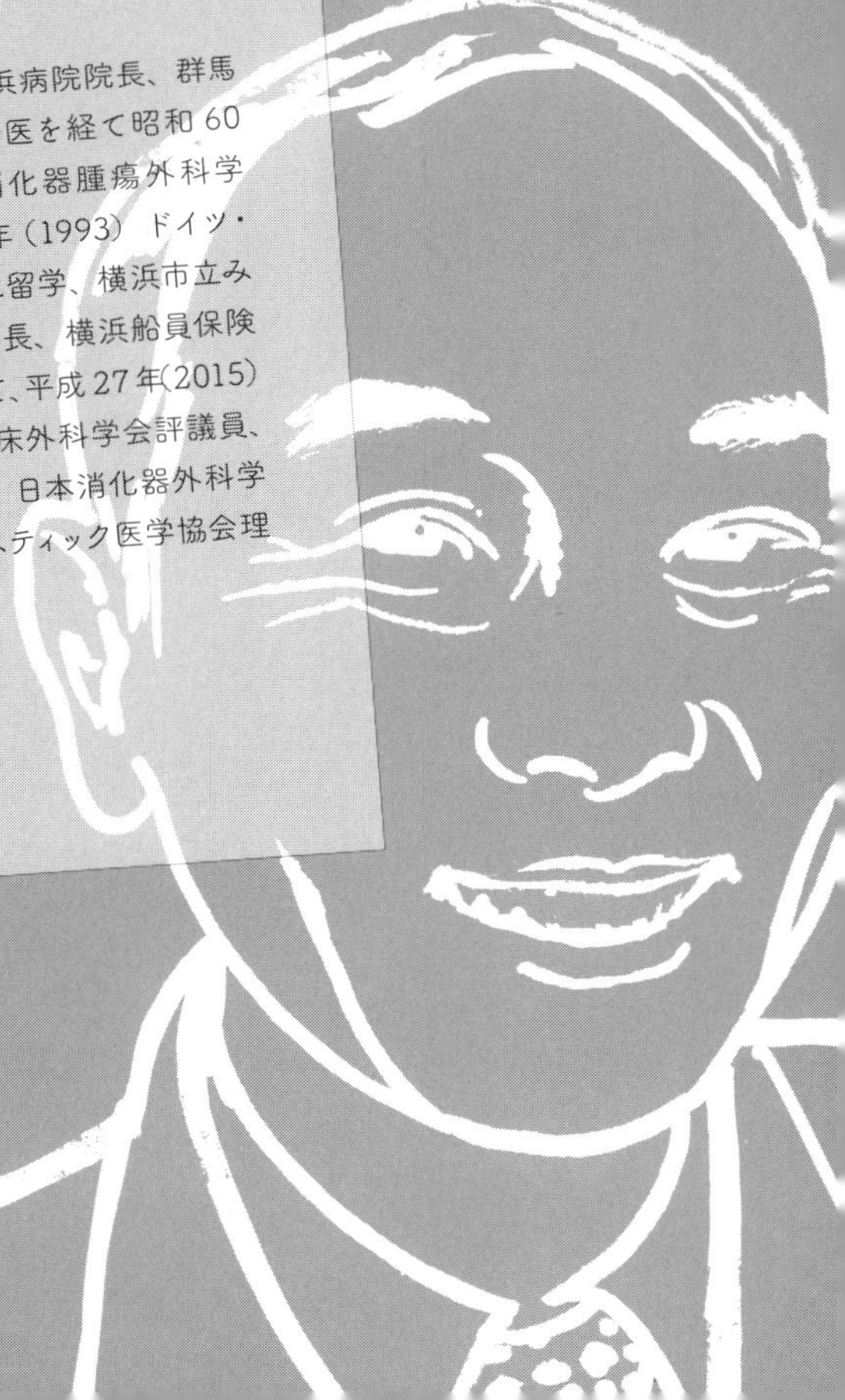

ヘンタイドクターズに一問一答

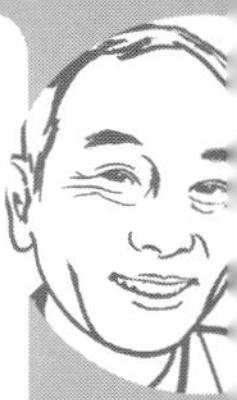

ドクターになった理由は？

人の命を救いたかったから、と言いたいところですが、きっかけは、北杜夫さんの『どくとるマンボウ』シリーズを読んだことでした。浮世を離れて外国を旅行できる船医さんになりたかった。

自分の“ヘンタイ度”はどんなところ？

毅然《きぜん》とした「常識的な振る舞い」が求められる病院という組織の中で、あの世とか魂とかあらぬことや余計なことを口走っているところ。

目に見えない世界を信じる？そのきっかけになったのは？

裏に古戦場のある病院に勤務していた頃、同じ個室に次々に入る患者さんたちが、同じように「鎧武者《よろいむしゃ》」を見たと語る姿を目にした時。直観的に皆が同じ「影」を見ているのでは、と感じた。

HENTAI DOCTORS FILE ❻ 長堀 優

先生にとって「命」とは？

難しい質問です。私なりには、永遠である「魂」が、地球上で暮らす間のかりそめの姿を「命」と呼ぶのでは、と考えています。

人生のミッションは何？

世の「常識」を疑うこと、さまざまな情報に触れることの大切さを訴えていくこと。究極的には、死は祝福であることを知ってほしいと願っています。

ヘンタイドクターズの一員としてのミッションは何？

個人的な講演では、見えない世界や永遠の命について話していますが、ヘンタイドクターズの中では、魂と同様に、世に秘されてきた超古代の日本の真実を伝えること。

現代医療の在り方やその制度について一言

救急医療や感染症など、急性期の医療における役割は大きいが、糖尿病や高血圧などの慢性期疾患に対しては、根本的な治療は提供できておらず、経済的力学により状況は悪化の一途をたどっています。

今、一番興味があることは？

義経＝チンギスハン説の検証、根拠は十分にあると考えています。ユーラシア大陸にまたがる大帝国の建国者が日本人なら、世界史が根本から変わります。

ヘンタイドクターズから 長堀先生について一言

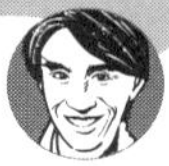

秋山先生から一言

優しく誠実でまさに正義のヒーロー、救世主。
謙虚で柔らかな語り口でありながら、
その言葉は真実と愛にあふれ、行動、
ご活躍も愛と真実で一貫していて、言行一致。
心から感謝し尊敬申し上げます。

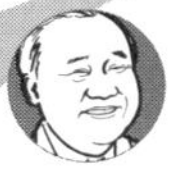

池川先生から一言

地球人になりきろうとしているけれども、
ちょっとなり切れていないところがある。
清く正しい空気清浄機で
その最強モードで周囲の空気をキレイにする。

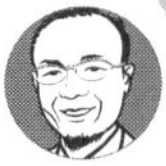

梅津先生から一言

超弩《ちょうど》級の実直さを持つドクター。
卓越した探求心と、そこに向けた行動力は
並大抵ではない。この国の創生期の歴史に
深く通じておられ、古代に対する造詣は
無尽蔵で、聞く者を魅了する。
今後も先生の研鑽《けんさん》を書籍として披露して、
多くの迷えるこの国の民をリードしてほしい。

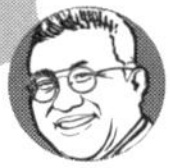

ドルフィン先生から一言

グラウンディングを
しっかりしながらも、
魂の声援に応えて燃える人。
院長という肩書が
あるにもかかわらず、
勇気を持って
ヘンタイ化する人。

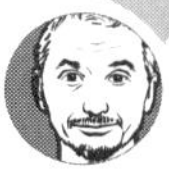

巽先生から一言

大和魂を復活させるための
同志のような存在。

今、目覚めよ日本人！

……●がんは〝悪〟ではない!?

もともと私が専門にしていた外科は、さまざまな診療科の中でも、物質中心の、いわゆる唯物的な考え方がきわめて強い科です。たとえば、がん医療の現場でも「悪いがんは切除が最善」という考え方が支配的です。

でも、医師として経験を積むうちに、そうではないことがだんだんとわかってきました。がんの場合、患者さんの気持ちの持ち方次第で進み具合がまったく違ってくることがあるからです。たとえば、がんを宣告されて悲観し、生きることに絶望してしまうと、がんの進行が速くなることがあります。一方で、がんに罹《かか》り、死を意識することにより、今生での命が永遠ではないことに気がつくことができれば、今生かされていることに感謝の念が生まれます。その上で人生において何が大切かを悟り、生き方が前向きに変われば、がんが快方に向かうこともあるのです。実際に、がんになって、生き方が変わってよかったという患者さんもいらっしゃるのです。このようなときには、「人間万事塞翁《さいおう》が馬」という東洋の諺《ことわざ》の奥深さを実感します。そして、がんを一方的に悪と決めつけて良いのかと考えさせられるのです。

死は敗北ではない

「心と身体はつながっている」とよくいわれますが、まったくそのとおりです。もちろん、「〝悪い〟がんの切除」が有効であることもありますが、病巣の有無だけではなく、私は、人の心の在り方が変わるだけでも、病気の進行に影響がでると感じています。

これまで、患者さんがあちらの世界に旅立つ場にも数多く立ち会ってきました。西洋医学を基盤にしている現代医療では「死は敗北」であり、「死は怖いもの」とされていますが、人生を悔いなく生き切ることができれば、いざという場合にも堂々と潔く旅立てます。なによりピンピンコロリで人生をまっとうすることができたら決して死は苦しいものではありません。その事実を勇気ある患者さんたちから私は教えられ、「死は怖いものでも敗北でもない」ということに気づいてしまったのです。

死を見つめて、命を輝かせる

仏教に「生死一如《しょうじいちにょ》」との教えがあるように、もともと東洋では、生も死も一体と考えてきました。この教えによれば、死を見つめることは生を見つめること、日々健康に生きるためには、死を意識することが本来不可欠であるとされています。死を見つめることにより、今の一瞬に生かされている奇跡に気づき、感謝の念が湧きあがり、現在の生、命が輝いてくるのです。闇をとことん意識することで光が広がる、まさに陰陽道の極意、大どんでん返しが起こるわけです。

このようにして私は、目に見える物質のみがすべてという「唯物論」を基本とした現代医療に少しずつ疑問を覚えるようになっていきました。

そんな疑問を抱いた私が自分なりの探求を進めた結果、行き着いたのが神道、仏教など伝統的な東洋哲学の考え方でした。それはつまり「霊性」に気づくことでもありました。

「霊性」とは見えない世界とつながること

実は、この「霊性」こそ、これまで日本人が一番大事にしてきた思想であり、日本人は縄文の昔より「霊性に根差した生き方」を尊んできたのです。

「霊性」とは、「神仏、超越的存在、先祖、心、魂など目に見えない神秘的存在を意識し、自然を敬うこと」、つまりは見えない世界を含めたすべての存在とつながることと私は考えています。「霊性に根差した生き方」をすれば、私たちを活かす大いなる存在に思いが至り、生かされていることへの感謝、謙虚さが生まれてきます。そして、エゴが縮小し、周りとの連帯感が増してきます。この思いとともに、今この瞬間を充実させ幸せに生きることが、ピンピンコロリと悔いなく満足して旅立つことにもつながるのです。

つまり、満足して人生を終えるためには、死が近づいてからでは遅く、まず現在を生き生きと過ごすことからはじめなければならないということになるのです。

価値観をシフトさせる

そのために行うことは、まず、価値観を目に見えるものから目に見えないものにシフトさせることです。言い換えれば、俗世的な金、物、名誉を追うのではなく、心の豊かさを求めて行動することです。心の豊かさとは何かと言えば、人のお役に立てるような利他、愛にもとづく行動に、喜び、高揚感を感じることに他ならないと東洋哲学は説いていますし、私もそのとおりと考えます。目に見える物質や金にこだわっても、決して、人は幸せになれません。地位、金などは人生の手段であっても決して最終的な目的にはなり得ないのです。今の荒れた社会を見れば一目瞭然です。もう私たちは、そのことに気づかなければなりません。

縄文の心が日本人のルーツ

1998年、青森県外ヶ浜町にある大平山元《おおだいやまもと》遺跡において発見された土器の中には、推定1万6千5百年前とされたものがありました。紛《まが》うことなき世界で最も古い土器です。さらには、縄文時代に埋葬された人骨からはまったく争った跡がありませんでした。つまり、縄文という時代が、豊かな風土と食に恵まれ、世界にも類を見ないほどの高度な文明を築き、1万年以上にわたって集団で人が殺しあうことのなかった平和な時代であったことがわかってきたのです。その暮らしを支えていたものが、「霊性に根差した生き方」でした。この縄文の心が、日本人の精神性のルーツであり、縄文の日本人が追い求めた平和な社会、豊かな自然、多様なものの共存、すべての人々の幸せ、このような価値観こそが、今のこの世界に求められているものなのです。

とはいっても、今の物質文明をすべて否定する必要はありません。しかしながら、皆が利益の奪い合いをしているうちに、今の物質文明はすっかり行き詰まってしまったようです。

日本人であることを思い出すとき

今の時代こそ、縄文の昔よりこの日本で受け継がれてきた「調和」や「見えない世界と共存する心の豊かさ」、「死生観への理解」そして「日本人の祈りの感性」を思い出すときなのです。

あのダライラマ法王が来日した際に、日本という国について「これほど〝祈り〟を捧げる場所がある先進国は他にない」と語っています。確かに、日本のあらゆる場所には神社や仏閣があり、自然の中では山や滝も祀られ、道端にもお地蔵さんが祀られていてあらゆる場所で祈りを捧げられるのが日本という国です。これほど先進的なテクノロジーに溢れた国でありながら、いにしえからの祈りの場が大切に守られている、これはまさに奇跡以外の何ものでもありません。

もちろん、西洋科学も否定する必要はありません。日本人はこれまで生理学・医学や物理学の分野でノーベル賞を数多く授与されてきているように、東洋的な精神性を尊ぶ感性をもちながらも、西洋科学を理解する理性と知性を有していることが明らかです。この東洋的な感性と西洋的な理性・知性をバランスよく持ち合わせている日本人の感覚が、先の見えないこの唯物的な世界をリードするためには、より重要になってくるはずです。限界を迎えた現代社会の未来を考えるには、西洋的な物質中心の世界と、東洋的な目に見えない世界とが調和し、共存しうる生き方を模索していくしかないからです。

日本人として普通であればいい

「では、日本人として、どんな生き方をすればいいの？」

という方もいらっしゃるでしょう。でも、答えは簡単です。ごくごく普通に日本人として行動していけばいいのです。

たとえば、私たちが毎日話している日本語を考えてみましょう。

主語がなくても成り立つ日本語を話す日本人は、自己主張が抑えられ、調和の精神が豊かになると言われます。驚いたことに、外国人も日本語を学ぶと協調性が養われ、優しくなるのだそうです。日本人は、民族的にも争い事をせずに協調性や調和を大切にしてきました。謙虚さを美徳とし、「自分が一番!」と主張するメンタリティも強くはありませんが、その精神性は、日本語の力により養われてきたとも言えるわけです。つまり、日本語を話しているだけで、世界平和に貢献できているのです。これは素晴らしいことではないでしょうか。国際社会においても、日本人としての感性を大切にする〝普通の日本人〟であればいいわけです。

たとえば、サッカーのワールドカップにおいても、観客席のゴミを拾って帰るだけで世界は驚嘆し、また、あの3・11の後でもパニックにならずにお店の行列に並ぶだけで、世界は記事を配信するのです。

……日本人の覚醒が世界を変える

ところが、そんな素晴らしい精神性を持つ日本人が今、自信を失くしています。日本の無力化を図ったアメリカのGHQによる戦後教育が今、完成しようとしているからです。残念なことに日本は今、内側から崩れようとしています。
日本再生のためには、戦後教育の洗脳から目覚めて、日本人の特性・使命を思い出し、自信を持って歩むことが求められています。今こそ私たちは、日本人自らの精神性を取り戻し、次の世代にも伝えて行かねばなりません。

日本人には、争いを通じてではなく、和を重んじる考え方や、利他に根差した生き方を示すことによって、この先、世界を平和と調和の方向に導いていく使命があると考えます。そのためにできることはなにか、それは、まずは日本人として大切にしてきた精神性を思い出し、尊重することです。それだけで考え方や行動が変わってくるはずです。

世界に向けて、2020年の東京オリンピック・パラリンピックをひとつの節目として、日本人の〝美しい心〟を示すことができたらこんなにうれしいことはありません。国の在り方は、国民の集合的無意識から成るものです。私たち日本人の一人ひとりが、日本人としての生き方に気づき自信をもつこと、言い換えれば、「我々日本人が覚醒すること」、そのようなところから日本は、そして世界は大きく変わっていくのではないでしょうか。

Talk 10

永遠の命

Inochi

について

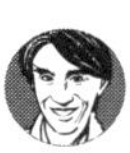

秋山佳胤

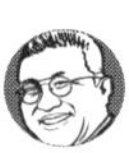

ドクタードルフィン

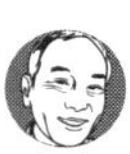

長堀優

秋山佳胤 × ドクタードルフィン × 長堀優

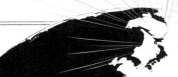

◎魂に重さはあるの？

長堀　医師というのは、あらゆる職業の中でも唯一、人の命の最後の場面、いわゆる臨終に立ち会うことがある職業でもあるわけですよね。身体から魂が抜ける、という意味において、**「魂には重さがあるのか？」**という質問を受けたことがありますが、どう思われますか？　かつて、アメリカ人の医師のダンカン・マクドゥーガル(Duncan MacDougall)が「人の魂の重さは21グラムある」という説を唱えたこともありましたが……。

ドクタードルフィン　**人が亡くなるときには、振動数が変わる**と思いますね。

秋山　**エネルギーの場が変わる**んでしょうね。反重力ではないけれど、エネルギーを感じやすい人は浮くような感覚を受けるかもしれない。いとこが祖父の臨終に立ち会ったのですが、**祖父が亡くなる瞬間にいとこ自身の体重が軽くなったように感じた**と言っていました。すっと身体を持ち上げられた感じがすると言っていました。

ドクタードルフィン どちらにしても、死に向き合うことがある医師だからこそ、長生きが善で早く死ぬのが悪、病気が悪で病気を治すのが善、という概念を変えていきたいですね。

秋山 **死を恐れる必要はないんです。だって、本当はただ生まれる前の世界のことを思い出せばいいだけ**なんですよね。**僕たちは生まれる前は死んでいた**わけなので。だから、本来なら故郷に戻るような感覚なのだと思います。

実は、今日いらしたクライアントさんが罪悪感で苦しんでいた方だったんですね。その方は、自分の親が亡くなった時に寂しい思いをさせたのではないかと悩んでいました。ところが、話をよく聞いていると、その方は親御さんをとても大切にされていた様子だし、どう見ても親に寂しい思いをさせたようには思えない。ただ本人がなぜだか罪悪感を持っていて、そんな自分がイヤなだけみたいなのです。だから、そのあたりを上手く伝えてあげると、だんだんとクライアントさんの表情が変わってきました。ちなみに、**罪悪感を持っている人には、もっとひどい罪悪感を持っていた人のケースをお話しするのもひとつの方法**だったりするのです。これも、ホメオパシーという「同種療法」のひとつのメソッドでもあるんですよ。罪悪感には罪悪感をという意味で。

ドクタードルフィン　バシャールは、**罪悪感を持つことが最も振動数を下げる**ことになると言っていますね。

秋山　罪悪感は自己否定とつながっていますからね。最終的にはこんな自分がいることが許せない、というところまで自分を追い込んでしまう。

ドクタードルフィン 不安はまだ現在のゆらぎの現れだけど、罪悪感は過去にルーツを置くから、さらにやっかいですね。

◎死は終わりではない

秋山 でも、過去と未来は時間軸だけの話なので、未来が変えられるのなら、過去だって変えられるんですよね。でも、どちらにしても死んでも意識は続くのだ、ということがわかるだけで私たちは随分救われるのではないでしょうか。

長堀　**どんなことも魂の成長につながっているから、悪いことは起こっていない**んですよ。

秋山　壁にぶつかっても、俯瞰するだけでいろいろな選択肢があることがわかりますからね。困っているときはひとつの視点に囚われがちだけれど、別の視点で視野を広げるだけでラクになれますからね。

長堀　最近は、「魂」や「生と死」についての講演会をすると、元大臣や大学長のような立場の方々が来てくださるようになりました。

秋山　時代も変わりましたね。特に長堀先生がそのようなお話をされるからこそ、また意味があるんだと思いますよ。

長堀　きちんと科学的に実証されたデータも入れてお話をすると納得していただけるんで

す。

秋山 臨死体験をされた方は、口を揃えて皆さんが同じことを言うんですよね。それは、**「あちらの世界は素敵な世界だった」**ということ。**「死」と言うと怖ろしく感じるかもしれないけれど、ただ次の扉を開くだけ**なんです。向こうからすれば、こちらを「死」だと表現することもあるのです。たとえば、「生前はお世話になりました」っていう表現がありますが、不思議な表現だと思いませんか？　明らかに向こう側からの視点の発言ですよね？

ドクタードルフィン 確かにそうだ。本当ですね！

秋山 実は、父親が2年前に亡くなったのですが、2010年に悪性度の高い前立腺がんと宣告されて、本人はもう死ぬつもりになっていたんだけれども、そこからホメオパシーを含めた自然療法にトライして、少し元気になると、認知症になった母の介護をするまでになったんです。そんな父が2年前に大腿骨を骨折すると気持ちがすっかり萎えてしまってね。父親は東京工大で電気化学を教えていたような人だから、目に見えない世界は決して信じないような人でした。だから、『食べない人たち』なんていう本を書いている私とは距離があって、出版した本も隠していたくらい（笑）。それでも、父親がなぜかその本を探し出してきて「この本はいいよ！」と感想をくれたんですよ（笑）。父親の方も本を読んで、「1日に3回食事をしなければならない」という考え方から解放されると自由になれたみたいでね。それで、自分と母親の分で2食だけの準備でよくなるとラクになるし、本人も徐々に体調が良くなってきたんです。

長堀　息子さんの本で考え方が変わったというのが素晴らしいですね。

秋山　そうなんです。父親は、そこから亡くなる前の最後の2年間は、積極的にスピリチュアルなことを知りたがってね。最期は死後の世界のこともきちんと理解した上で、母の介護もやりきってあちらの世界に逝きました。実は、亡くなった時は、すでに私は健康診断の仕事が入っていて、父の元にすぐには駆けつけられなかったんです。その時のクライアントさんが、偶然にも、ご自身の父親との間に確執があって親子の縁を切っているような方で……。それで、その方が後で私が父親の死を知りながらもカウンセリングをしていたことを知って、改めて自分の父親とも向き合うきっかけになったと教えてくれました。

◎見えない世界を理解することで人生が豊かになる

ドクタードルフィン　私の父は、67歳の時に腎臓がんで亡くなりました。当時の私は、アメリカに約10年滞在していて、あと2、3か月でグリーンカードが取れるという時期を迎えていた頃でした。そんな時に、実家から父親が余命2、3か月だと連絡が入ったのです。

私自身は、ちょうど将来の進む方向に迷っている頃で、もう日本を捨ててアメリカで生きていこうと思っていた。それでも、10年もアメリカにいると、日本の良さもまたわかってくるんですよ。さあ、どちらの道を選ぼうか、というそんなタイミングで、父親が日本に私を呼び寄せてくれたのです。

実際には、日本に降り立った日が父の葬儀の日になってしまい、死に目に会うことはできませんでしたけれどね。父は柔道整復師をしていましたが、入院する2日前まで患者さんを診て、入院して1か月で亡くなってしまいました。決して、お世辞やおべんちゃらなどが言えない純粋でガンコな人でしたね。

秋山　強いスピリットの方だったんですね。

ドクタードルフィン　実は、少し前にいらっしゃったある男性の患者さんから、「現生でお父様と出会えたんですね」と言われました。どうやら、地球に来る前の約束で、私は父親の元に生まれて、父親の生きざまを学ぶために親子関係を結んだということらしいです。

長堀　きちんと親子になるべく、ご縁があったんですね。私の場合は、父親は5歳離れた兄貴には厳しかったけれど私には甘い人でしたね。父親は、東京大空襲に遭遇したのですが、当時、下町のど真ん中にいて九死に一生を得たような人だったんです。実際に、無残にもあっけなく亡くなってしまった人たちの黒い遺体を数多く目撃して、「この世には、神も仏もない」と思ったそうです。人間なんて、死んだらおしまいだと。戦争の時代を体験した人はそういう考え方の人は多いですね。とはいっても、きちんとお彼岸などにお参りをする信心深いところもある人でした。私も本を出版した際に父親に本を見せたら、私には直接何も言わなかったのですが、姉には「あいつは、医者なのに大丈夫なのか」とは言っていたらしいですね。その後、**父親が亡くなる前に「死んでもおしまいじゃないからね」という話をする機会がありました。その時に、「そうだよな」って言ってくれて本当にうれしかった**ですね。父親は、偶然にも私の出版記念パーティの日を選んで逝ったんです。

秋山　いいお話ですね。

長堀　その出版記念パーティの日に、会場で司会の方が気を利かせてくれて皆で黙とうをする時間を持ってくれたのです。すると、会場に上から光がば～っと降りて来たんですよ。亡くなる前は身体が動かなくなっていたのが、動くようになったので息子の様子を見に来てくれたんだなと思ったら、その時初めて私もぐっとこみ上げてくるものがありましたね。

秋山　そうなんですね。**亡くなる前に「死んでも終わりではない」ということがわかるのは、本人にとってもすごく救いになる**みたいですね。そうすると、迷わずに逝けるようです。私の父親は私が小さい頃はスパルタで怖い存在でしたが、**最後の方は「見えない世界のことを知ることができてよかった」とお礼ばかり言われましたね。**

ドクタードルフィン　**見えない世界を知ることでＱＯＬ（クオリティ・オブ・ライフ）が変わってくる**んですよね。ヘンタイドクターズとしては、そのことをもっと広く皆さんに伝えていきたいですね。

FROM HENTAI DOCTORS

命のトリセツ 10

「死」は魂の故郷への
扉を開けるようなもの。
命が永遠に続くことがわかれば、
人生はより豊かに
この瞬間を生きられる。

Talk 10 永遠の命について

秋山 佳胤 × ドクタードルフィン × 長堀 優

おわりに

「命の使い方」とは、自分の在り方を見つめること

ヘンタイドクターズたちの「命の対話」はいかがでしたか?

この世の中において、超がつくほど常識的、保守的なはずのドクターたちが、思い思いに繰り広げる赤裸々なヘンタイトークに驚かれた人もいらっしゃるのではないでしょうか。

もしくは、ドクターらしからぬ勇気のある発言に、勇気をもらった方もいるかもしれません。

スピリチュアルの世界になじみのある方にとっては、「なるほど、わかるわかる!」というものだったかもしれません。

また一方で、見えない世界のことや、魂の世界についてのお話には、少し疑念を抱いた方も

いらっしゃるかもしれません。

　でも、重要なポイントは、これらの対話がスピリチュアルの業界でプロのヒーラーなどとして活躍している方たちからでなく、医学界で臨床経験とキャリアのある現役のドクターたちによってなされている、というところなのです。

　この本にある対話のすべては、ついさっきまで患者さんと対面して診療に携わったり、手術をしたりしていたドクターたちが集まって語られているものばかりです。

　そして、「ヘンタイドクターズプロジェクト」のディレクターである私は、皆さんのどんな感想であってもうれしいのです。

　この本を手に取っていただいたあなたにとって、この一冊が自分の命について改めて考えるきっかけになってもらえたなら、まずは、あなたのヘンタイ化へ向けての第一段階はミッションコンプリート！　なのです。

さらには、もし可能ならば、その次のステップとして、自分の命をどう生きていくか、ということを改めて考えてみてほしいのです。

そして、そのためのアクションをあなたなりに起こしてみてほしいのです。

そこまでいければ、第二段階までミッションコンプリートです！


なぜならば、あなたの命はあなたが全部自分で決めるしかないのです。

あなたの命を扱うのは、ドクターたちではないのです。

そう、この本は言ってみれば、ドクターたちのヘンタイトークをご紹介しながら、読者の皆さんのヘンタイ化を推進する本でもあるのです。


さて、ご紹介が遅れましたが、私はビジネスの世界で経営コンサルタントを行いながら、スピリチュアルの世界では数々のエネルギーメソッドを用いて、「自分を整える」ことを皆さんに紹介しています。

　このヘンタイドクターズプロジェクトは、もともとはドクタードルフィン、松久正先生と私、光一の対談本である『覚醒する新地球人の合言葉　これでいいのだ！　ヘンタイでいいのだ！』（ヴォイス刊）の対談の席にひとり、またひとりとドクターたちが参加をしてくれるようになったのがきっかけでスタートしたのです。

　まさに、ドクターたちがタイトルのとおり、「これでいいのだ！　ヘンタイでいいのだ！」と表明して、私たちの対話に加わってくれたのです。

　今では気づけば、そんな偶然から端を発した会も、ドクターだけで10人を超えるほどの会になるまでに成長しています。

　現在、さまざまな専門分野、さまざまなキャリア、さまざまな年齢のドクターたちの輪はどんどん広がりつつあります。

　彼らの対話から生まれるシナジー効果はドクター同士のみに影響を与えるだけではなく、ドクター以外の私たちに、そして、いずれは社会全体にも及ぶのではないか、いや、及んでほしいと期待しています。

ドクターではないこの私ですが、ヘンタイドクターズ会議に毎回顔を出しながら、ヘンタイ化したドクターたちがさらに加速度的に変容していく様子に立ち会っている瞬間は感動的ですらあります。

また、命に真剣に向き合うプロフェッショナルたちがヘンタイ化しているというこの事実は、私たちへの贈り物でもあるのです。

それは、一歩先にヘンタイ化したドクターたちが「大丈夫！　君たちも、ヘンタイ化していいんだよ！　僕たちだってヘンタイ化できたんだから！」と言ってくれているようなものなのですから。

ただし、いくら一歩先をゆくヘンタイドクターズたちが応援してくれても、あなたの命をどうデザインしていくかは、あなた自身に懸かっています。

そのためにも今、あなたの命《ハート》に訊いてみてください。


「自分にとってこの命とは何？」

「命を持っているこの自分は何者？」

「この世界でこの命と共にどう生きていくの？」


その答えは、すぐには出ないかもしれません。

あなたの中に根を下ろしている常識と固定観念からは、すぐには解放されないのはこの私がよくわかっています。

だからこそ、どうか焦らずに、あなたの命とじっくり向き合ってほしいのです。

ヘンタイドクターズたちの対話は、今日もどこかで続いています。
まっさらな命に対して、自らもまっさらになって向き合いながら。
あなたのヘンタイ化の第三段階のミッションコンプリート！　は次回にとっておきましょう。

——命と向き合う新しく生まれ変わったあなたと
どこかで会える日を心待ちにしながら——

ヘンタイドクターズプロジェクト　ディレクター　光一

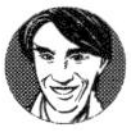秋山 佳胤《よしたね》 [Yoshitane Akiyama]

東京工業大学理学部情報科学科卒、弁護士・医学博士（代替医療）。ロータス法律特許事務所主宰、アマゾン熱帯雨林保護のNGOグリーンハート理事、平和使節団としてパレスチナ、イスラエル訪問。コーヒー豆焙煎約30年「ロータスコーヒー」、(社) シンギング・リン協会理事、ライアー、インディアンフルート・石笛奏者、神聖幾何学アーティスト、著書に『誰とも争わない生き方』(PHP研究所)、『食べない人たち(「不食」が人を健康にする)』『食べない人たち ビヨンド (不食実践家3人の「その後」)』（共著、マキノ 出版)、『不食という生き方』（幻冬舎)、『秋山佳胤のいいかげん人生術』（エムエム・ブックス)、『しない生き方』（イースト・プレス)、『あなたの宇宙人バイブレーションが覚醒します！』（共著、徳間書店)、『宇宙的繁栄を勝手にプレゼントされる魔法のことば88」（徳間書店)、『あなたは光担当?闇担当? 選べば未来は一瞬で変わる』（共著、ヒカルランド）他。

池川 明 [Akira Ikegawa]

昭和29年（1954）東京都生まれ。帝京大学医学部卒。医学博士。上尾中央総合病院産婦人科部長を経て、平成元年（1989）横浜市金沢区に出産を扱う有床診療所池川クリニックを開設。平成13年（2001）9月、全国保険医団体連合医療研究集会で『胎内記憶』について発表しそれが新聞で紹介され話題となる。現在は外来診察の傍ら胎内記憶を広めるための講演活動とセミナーを行っている。『ママのおなかを選んできたよ』（二見書房）など、著書多数。

■池川クリニック
http://ikegawaclinic.net/
■まぐまぐメルマガ胎内記憶
http://www.mag2.com/m/0001680211.html
■胎内記憶カフェ（ヒマラヤ音声サイト）
http://m.himalaya.fm/75348/album/128353
■胎内記憶NAVI（ヒマラヤ音声サイト）
http://m.himalaya.fm/60625/album/101761
■「胎内記憶」Dr.池川明の講演会情報
https://www.facebook.com/tainaikioku/
■i-comi（あい　こども　みらい）プロジェクト公式ブログサイト
https://ameblo.jp/i-comi-pj/

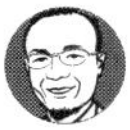

梅津 貴陽 [Takaharu Umezu]

ホリスティック歯科医師、オーブ画家、医療法人社団藍青会理事長。歯科医師。昭和大学歯学部卒業。ティースリーディング主宰。シャランメソッドマスター。SWIHA認定トウリーダー。食育1級マスター。神奈川県出身。「健やかに幸せに生きるために」をスローガンに、伝説の小児科医、真弓定夫氏に師事したことと自らの体験とを通じて学んだ真実を一人でも多くの方に伝えたいと活動中。世界各地でのセミナー開催だけでなく、FMラジオ番組出演、書籍等執筆活動、絵画制作、無料メルマガも展開中。著書に『太った理由は、口の中を見れば分かる』（主婦の友インフォス情報社)、『塾では教えてくれない、中学受験親の鉄則』（風鳴舎)、『いますぐいい姿勢をやめなさい』（自由国民社)、『真弓定夫先生から教わったこと』（自費出版）他。

■オフィシャルサイト
umezutakaharu.com

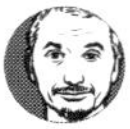

巽 一郎 [Ichiroh Tatsumi]

湘南鎌倉総合病院人工膝関節センター長。1960年大阪府生まれ。静岡県立薬科大学薬学部卒業後、大阪市立大学医学部に入学。同附属病院整形外科に入局して整形外科助手に。米国（メイヨー・クリニック）と英国（オックスフォード大学整形外科）に学ぶ。人工膝関節手術の常識を変える「筋肉を切らない・傷口の小さい」手術の開発実施、「半置換術」の積極的導入など手術の負担を軽減し回復を早める。「人工膝関節の置換術は最後の手段」と、「膝関節の保存療法」を提案し患者と挑戦中。2006年、湘南鎌倉人工関節センター副院長に就任。10年より現職。著書に『膝、復活: 立つ、座る、歩く、人生の晩年は、膝で決まる』（小学館)。

Profile

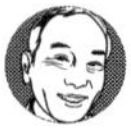

長堀 優 [Yutaka Nagahori]

一般財団法人育生会横浜病院院長、群馬大学医学部卒業、研修医を経て昭和60年横浜市大消化器腫瘍外科学教室に入局、平成5年ドイツ・ハノーファー医科大学に留学、横浜市立みなと赤十字病院外科部長、横浜船員保険病院・副院長などを経て、平成27年4月より現職。日本臨床外科学会評議員、日本外科学会指導医、日本消化器外科学会指導医、日本ホリスティック医学協会理事。著書に『見えない世界の科学が医療を変える』『日本の目覚めは世界の夜明け』『日本の約束』（以上でくのぼう出版）、『タマシイはひたすらびっくり体験とわくわくアイデアだけをもとめてあなたにやって来た！』（ヒカルランド）など。

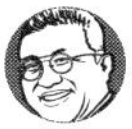

∞ishi ドクタードルフィン
松久 正 [Tadashi Matsuhisa]

鎌倉ドクタードルフィン診療所院長。日本整形外科学会認定 整形外科専門医。日本医師会認定健康スポーツ医。米国公認ドクターオブカイロプラクティック。慶應義塾大学医学部卒業、米国パーマーカイロプラクティック大学卒業。地球社会と地球人類の封印を解き覚醒させる使命を持つ。自身で開発したDNAビッグバンという超高次元DNA手術(松果体DNAリニューアル)やセルフワークにより、人生と身体のシナリオを修正・書き換え、もがかずに楽で愉しい「お喜びさま」「ぷあぷあ」新地球人を創造する。高次元シリウスのサポートで完成された超次元・超時空間松果体覚醒医学∞ IGAKUの診療には、全国各地・海外からの新規患者予約が数年待ち。世界初の超時空間遠隔医学・診療を世に発信する。セミナー、ツアー、スクール(学園、塾)開催、ラジオ、ブログ、メルマガ、動画で活躍中。

ドクタードルフィン公式メールマガジン(無料)は、公式HPで登録受付にて月二回配信。動画映像からスペシャル高次元DNAコードをコードインする会員制のプレミアムサロン「ドクタードルフィンDiamond 倶楽部」は、常時、公式HPにて、入会受付中。公式HPのオフィシャルショップでは、ドクタードルフィンのエネルギーを注入したスペシャルパワーグッズを販売。

近著に、『幸せDNAをオンにするには 潜在意識を眠らせなさい』(明窓出版)、『ドクタードルフィンの 高次元DNAコード 覚醒への突然変異』(ヒカルランド)、『シリウス旅行記　フツーの地球人が新しい地球と自分に出会うための異次元の旅』『覚醒する新地球人の合言葉　これでいいのだ！　ヘンタイでいいのだ！』(ともにヴォイス) の他、『シリウスがもう止まらない』『ドクタードルフィンのシリウス超医学』『水晶(珪素)化する地球人の秘密』(いずれもヒカルランド)、『松果体革命』『松果体革命パワーブック』『Dr. ドルフィンの地球人革命』(いずれもナチュラルスピリット)、『ワクワクからぷあぷあへ』(ライトワーカー)、『からまった心と体のほどきかた』(PHP研究所)、『あなたの宇宙人バイブレーションが覚醒します!』(徳間書店)など多数。また、『「首の後ろを押す」と病気が治る』は健康本ベストセラーとなっており、『「首の後ろを押す」と病気が勝手に治りだす』(ともにマキノ出版)はその最新版。今後もさらに続々と新刊が出版予定の今、世界で最も時代の波に乗るドクター。

■ドクタードルフィン公式ホームページ
https://drdolphin.jp/

いのちのヌード

まっさらな命と真剣に向き合う医師たちのプロジェクト　ヘンタイドクターズ

2019年6月15日　第1版第1刷発行

著　者　秋山 佳胤
池川 明
梅津 貴陽
巽 一郎
長堀 優
松久正（∞ ishi ドクタードルフィン）

ディレクター　光一

編　集　西元啓子
校　閲　野崎清春
装幀・イラスト　藤井由美子
発行者　大森 浩司
発行所　株式会社 ヴォイス　出版事業部
〒106-0031
東京都港区西麻布3-24-17 広瀬ビル
☎ 03-5474-5777（代表）
☎ 03-3408-7473（編集）
📠 03-5411-1939
www.voice-inc.co.jp

印刷・製本　株式会社光邦

ISBN978-4-89976-494-6